Good Bacteria
for Healthy Skin
건강한 피부를 위한
『장내 미생물 키우기』

Good Bacteria for Healthy Skin

Copyright © 2019 Paula Simpson
Korean translation rights © 2020 PUMYANGBOOKS All rights reserved.
This Korean edition published by arrangement
with Ulysses Press c/o Biagi Literary Management
through Shinwon Agency Co., Seoul.

이 책의 한국어판 저작권은 신원에이전시를 통해 독점 계약한 범양사에 있습니다.
저작권법에 의해 한국에서 보호받는 저작물이므로 무단전재와 복제를 금합니다.
서평 이외의 목적으로 이 책의 내용이나 개념을 인용할 경우,
반드시 출판사의 서면동의를 얻어야 합니다.
서면동의 없는 인용은 저작권법에 저촉됩니다.

Good Bacteria
for Healthy Skin

건강한 피부를 위한
『장내 미생물 키우기』

폴라 심슨 지음 | 오민지 옮김

(주)사이언스북스

독자를 위한 참고 사항

이 책은 정보 제공과 교육 목적으로만 엄격히 작성되고 출판되었으며, 의학적 조언이나 어떤 형태의 치료법도 아니다. 이 책에 설명된 지침을 포함하여 의학적 치료의 측면이나 식이요법을 변경하기 전에 의사와 상의해야 한다. 의사의 지시와 조언 없이 처방 약을 중단하거나 변경해서는 안 된다. 이 책의 정보는 의사와 상담한 후 독자의 판단에 따라 결정되며, 이에 대한 책임은 독자의 단독 책임이다. 이 책은 의학적 상태를 진단하거나 치료하기 위한 것이 아니며, 의사의 처방을 대신하지 않는다. 이 책은 독립적으로 저술되고 출판되었으며, 이 책에 대한 어떠한 후원이나 보증도 없다. 또한 이 책에 언급된 브랜드나 기타 제품과의 제휴를 주장하거나 제안하지 않는다. 성분 표시와 그 밖의 장소에 나타나는 모든 상표는 각 소유주의 것이며 정보 제공 목적으로만 사용된다. 저자와 출판사는 독자들이 양질의 제품을 애용하도록 장려한다.

Good Bacteria for Healthy Skin
Contents

책을 시작하며 • 10
공생 • 11
과학기술의 발전 • 11

01 장-뇌-피부 축 • 15

장과 피부 • 18
뇌와 피부 • 20
건강한 피부를 위한 스트레스 대처 영양 팁 • 24

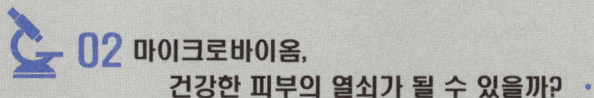

02 마이크로바이옴, 건강한 피부의 열쇠가 될 수 있을까? • 31

피부 마이크로바이옴의 구조, 기능, 중요성 • 34
피부의 구조 • 36
건강한 피부 속 미생물군집의 구성 • 39
미생물의 핵심 역할 • 40
디스바이오시스(Dysbiosis) 피하기 • 43

03 라이프 스타일과 피부 마이크로바이옴 • 49

우리는 모두 '바이옴 클라우드(BIOME CLOUD)'를 뿜어낸다 • 50
각질층과 마이크로바이옴의 콜라보레이션 • 52
피부 마이크로바이옴에 영향을 주는 여러 환경적 요인 • 54
'위생 가설'에 도전하다 • 57
국소 부위용 제품과 화장품 • 61
식생활 • 64

04 피부 마이크로바이옴과 관련된 피부 질환 • 69

프로바이오틱스와 프리바이오틱스에 관하여 • 70
미생물, 프리바이오틱스와 프로바이오틱스, 그리고 만성 피부 질환 • 73

05 프리바이오틱스와 프로바이오틱스에 대한 이해 • 87

프로바이오틱스란 • 88
프로바이오틱스-효능과 라벨링 해석 • 93
프리바이오틱스란 • 100

06 미생물에게 친화적인 영양소 • 113

피부 건강을 증진하는 좋은 영양분 • 114
당신이 먹고 소화하고 흡수하여 잘 성장한 모든 것이 곧 당신이다 • 115

미생물에게 친화적인 영양소는 피부 바이옴을 아름답게 가꿔준다 • 116
미생물에게 친화적인 영양소 섭취 시 고려할 사항 • 118
대량영양소 • 120
발효 식품과 친해지기 • 126
프리바이오틱스와 프로바이오틱스 보충제 • 135

07 미생물에게 친화적인 스킨케어 • 141

피부 마이크로바이옴을 위한 천연재료 • 144
프로바이오틱스와 꿀이 함유된 영양 팩 • 148
프로바이오틱 스킨케어 제품에서 찾아봐야 할 것은? • 150
피부 위에서 가꾸는 바이옴 • 156

08 일상 속에서 뷰티 바이옴 가꾸기 • 161

아름다운 피부 바이옴을 위한 플랜 • 163
바이옴 뷰티를 위한 필수 영양소 • 164
부엌 재정비하기 • 167
하루의 시작을 미생물 친화적인 음식으로 • 169
바이옴을 위한 미용식 • 171
주스, 육수, 차 • 172
바이옴 뷰티를 위한 스킨 케어 플랜 • 173
진정과 수분 공급에 좋은 프로바이오틱 마스크팩 • 176

09 바이옴 뷰티를 위한 다이어트 레시피 •183

피망과 비네그레트 드레싱을 가미한 퀴노아 •183
헴프씨드 페스토 소스를 덧바른 연어구이 •185
아보카도 미소 된장 드레싱을 곁들인 초록잎 샐러드 •186
세이보리(Savory)와 구운 병아리콩 •187
하루 한 번 김치 오믈렛 •188
발사믹 비네그레트 드레싱 •188
구운 연어와 야채 •189
뼈 육수 •190
바이옴을 밝혀주는 강장제 •191
   신선한 주스 •191
바이옴을 맑게 하는 디톡스 육수 •192
   광채 피부를 위한 해독 스무디 •193
   투명한 피부를 위한 스무디 •194
   건강한 피부, 머리카락, 손톱을 위한 스무디 •195
   피부를 밝혀주는 스무디 •196

책을 마치며 •197
감사의 말 •200
참고문헌 •202

Good Bacteria for Healthy Skin

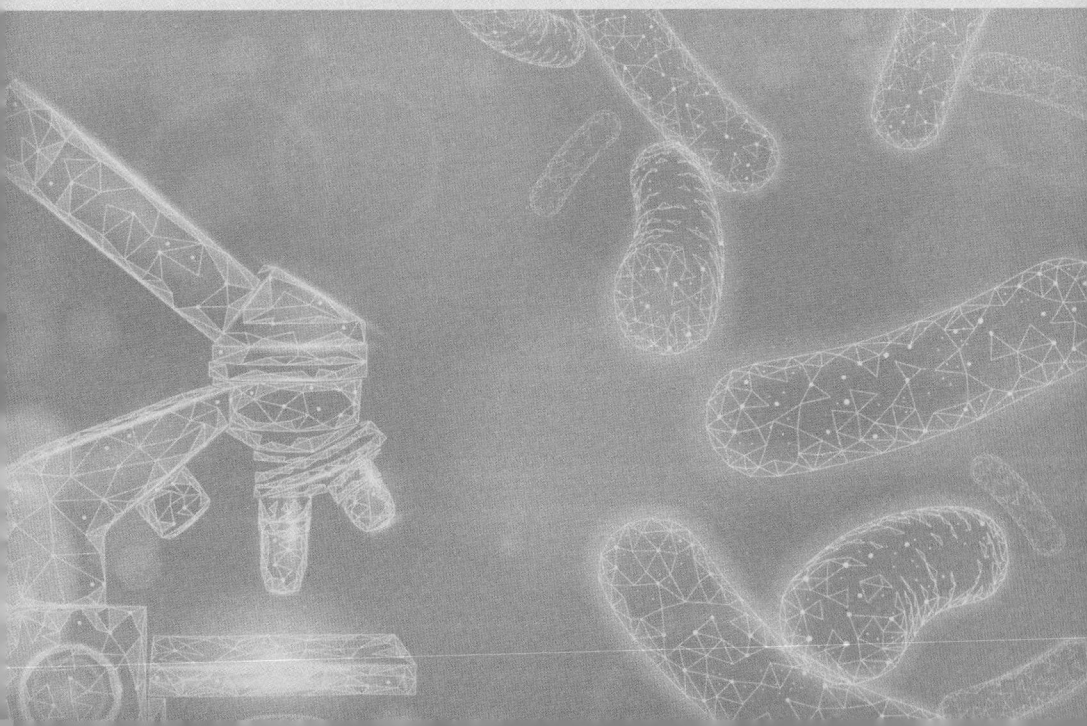

책을 시작하며

흙에 관해 이야기하고자 한다. 말 그대로 '흙' 말이다. 지구와 토양을 구성하는 것에서부터 사물, 인간, 동물, 그리고 우리가 숨 쉬는 공기에 이르기까지, 우리가 볼 수 없는 작은 세계에는 환경과 끊임없이 진화하고 상호협력하는 미생물 공동체가 있다.

지난 20년 동안 진일보해온 과학의 연구는 세균에 대한 우리의 사고방식을 조금씩 변화시키고 있는 듯하다. 우리의 몸에 사는 박테리아와 균류, 심지어는 기생충을 포함한 미생물은 우리 몸에 해롭기보다는 이로운 측면이 더 많다. 과학자들은 이러한 '미생물'을 더는 '불량배'로 여겨서는 안 된다고 말한다. 미생물의 상당수가 병원체로부터 우리의 몸을 보호하고 균형 잡힌 건강 상태를 유지해주는 조력자의 역할을 하기 때문이다.[1]

더 나아가 항생제의 남용과 편향된 서구식 식생활은 미생물의 구성과 균형에 큰 위협이 된다. 이 요인들은 마이크로바이옴**Microbiome, 몸 안에 사는 미생물(microbe)과 생태계(biome)의 합성어. 인체 미생물과 그 유전자의 총체**과 인체 건강 전반의 항상성을 약화시킨다. 이 책을 통해 얻은 새로운 사고방식은 현대의 서구식 라이프스타일에 미약하게나마 경각심을 불러일으킬 수 있을 것이며, 우리가 섭취하는 것과 피부관리 방법부터 완전 무균의 상태를 만들고자 하는 강박에 대한 행동에까지 영향을 줄 것이다.

공생

우리는 고립된 상태로 외롭게 살아갈 수 없다. 시시각각 변화하는 환경에 적응하는 생태계에 적절히 대응하며 공생 속에서 살아가는 존재이다. 효율적인 공생 관계를 위해서는 지속적이고 장기적인 협력이 필요하다. 박테리아는 지구상의 첫 활동체로서 수억 년 동안 다른 생명체들과 함께 살아가며 진화했다. 오늘날에도 미생물은 수많은 유기체의 영양과 번식, 보호와 관련한 기본적인 과업들을 수행하고 있다.

과학기술의 발전

이제 과학자들은 DNA 염기서열화 기술의 발전 덕분에 우리 몸 안팎에 서식하는 다양한 미생물에 관해 설명할 수 있다. 우리는 이 미생물 공동체를 통칭하여 '인간 마이크로바이옴The Human Microbiome'이라고 일컫는다. 이 연구 분야는 2007년 국립보건원The National Institutes of Health이 신체 각 부위에 존재하는 미생물들을 조사하고 규명하기 위한 목적으로 인간 마이크로바이옴 프로젝트HMP, Human Microbiome Project를 시작하면서 더욱 발전했다. 오늘날, 우리는 과거의 연구를 토대로 미생물과 우리(숙주)의 밀접한 관계와 미생물들이 우리 건강에 미치는 영향을 파악할 수 있다.[2]

하지만 이 매혹적인 신(新)과학은 많은 혼란과 지나친 단순화를 야기했다. 정신과 육체의 건강에 이로운 '좋은 박테리아'에 대한 지식과 정보들은, 왜 우리가 프로바이오틱스가 풍부한 음식과 보충제를 섭취하며 피부를 관리해야 하는지 잘 설명하고 있다. 이제 이에 대한 정보는 너무나 쉽게 접할 수 있다. 건강 시장과 더불어 최근에는 피부와 헤어케어 시장에까지 좋은 박테리아가 최상의 건강 상태와 자연스러운 아름다움 사이를 이어주는 숨겨진 연결고리라고 선전하는 제품들이 넘쳐나고 있다.

내가 이 책을 쓰게 된 계기는 피부 미생물균유전체에 대한 이러한 오해와 지나친 일반화가 없어지길 바라는 마음에서이다. 생화학자이자 영양사인 나는, 내 고객들을 위한 식단과 보조제에 포함된 프리바이오틱스와 프로바이오틱스의 열렬한 신봉자이다. 배출을 위해 꼭 필요한 기관인 소화 체계는 우리가 어떻게 대량영양소Macronutrient와 미량영양소Micronutrient를 흡수하고, 독소와 노폐물을 배출하는지 보여준다. 이 과정이 우리 면역 체계의 근간을 이룬다. 만일 소화 과정이 원활하지 못하면, 몸 전체의 건강이 위협을 받는다. 이와 반대로 장내 마이크로바이옴이 조화롭고 왕성하다면, 영양분은 효율적으로 소화되고 흡수될 것이며, 독소와 병원균은 혈류로 흡수되기 전에 배출될 것이다. 1장에서 이 이야기를 다루기에 앞서, 니그마 탈립Nigma Talib 박사가 그녀의 책 『장에서 시작되는 젊은 피부 *Younger Skin Starts in the Gut*』에서 장과 피부 건강의 관계에 대해서 남긴 멋진 글을 함께 살펴보고자 한다.

"나는 내 커리어의 상당 부분을 의학 전문가들과 협력하며 피부 건강과 미용에 초점을 맞춘 자연 건강 제품을 만들기 위해 기업들과 구상하고 연구하면서 보냈다. 이 과정에서 피부 마이크로바이옴에 관한 사실 정보들과 이 유전체가 피부 건강과 외모에 미칠 수 있는 영향에 대해 자연스럽게 관심을 갖게 되었다. 소화 체계, 간, 신장, 폐와 더불어 피부는 배출 기관의 기능을 함과 동시에 우리 몸에서 외부 스트레스에 가장 많이 노출되는 부분이다. 피부 마이크로바이옴은 신체 중에서 가장 복잡하고 역동적이며 정교한 생태계를 이루고 있다. 이 생태계가 균형 잡히고 잘 성장할 때, 피부는 탄력 있고 촉촉하며 완전무결해질 수 있다."

나는 독자 여러분에게 이 복잡한 주제를 과학적이지만 보다 쉽고 최대한 이해할 수 있는 내용으로 풀어내고자 노력했다. 나는 이 책이 세균의 '귀여운' 측면에 대한 이해를 통해 여러분의 건강한 피부가 세상에 드러나길 바란다.

당신이 온전히 이 책을 음미하길 바라며,

폴라 심슨

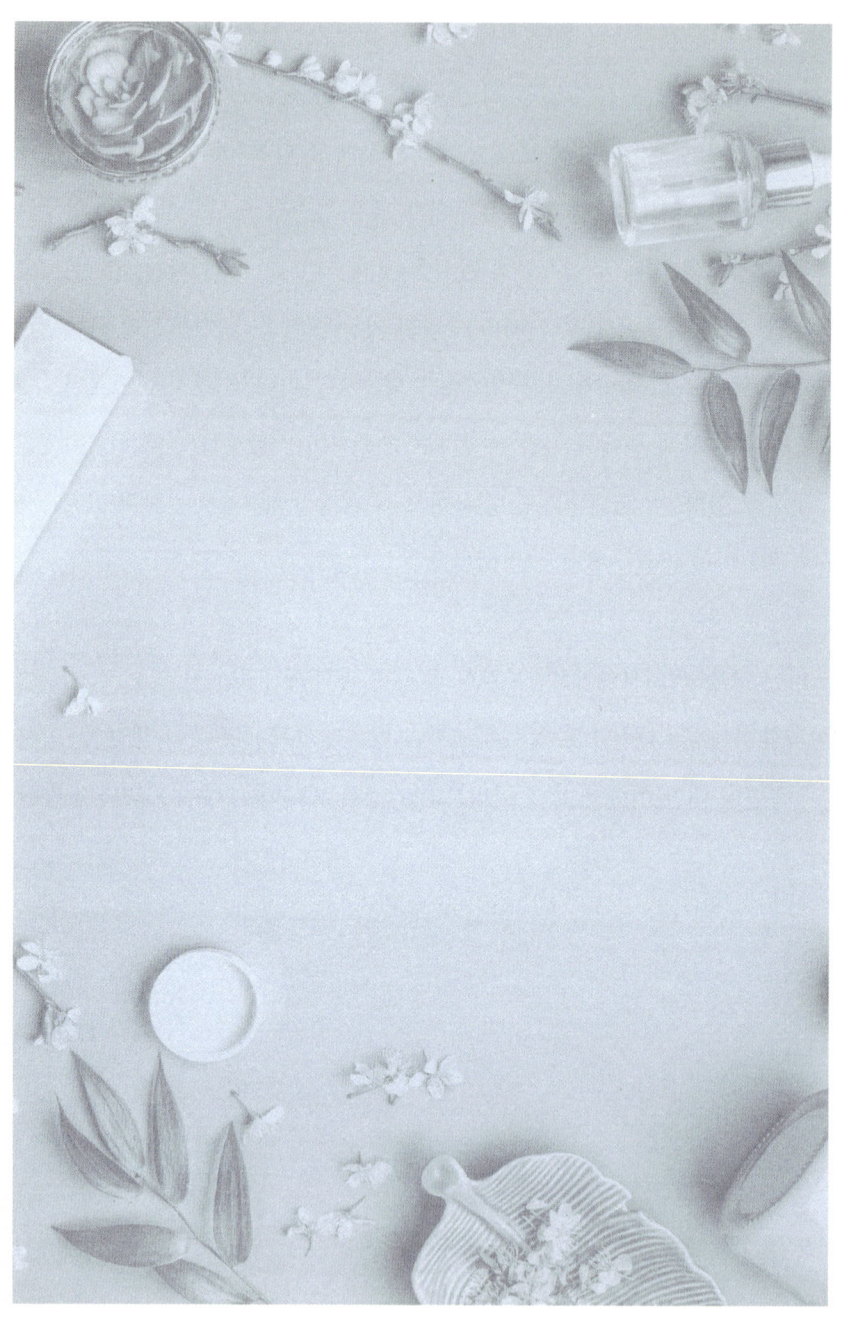

Good Bacteria for Healthy Skin

1장

장-뇌-피부 축

　인간 마이크로바이옴은 저명한 유전학자인 조슈아 레더버그Joshua Lederberg가 제안한 용어로, 인체 안팎에서 발견되는 모든 미생물을 가리킨다. 우리의 신체는 대략 100조 개 이상의 미생물로 이루어져 있다. 마이크로바이옴은 그 무게가 2.27kg 정도 되며, 몸에 있는 세포의 99%를 차지한다. 이 박테리아들은 음식의 소화, 특정 비타민의 생산, 면역 체계 유지, 외부 침략자들로부터 몸을 보호하는 데 도움을 준다.
　마이크로바이옴의 균형이 깨진 상태를 일컫는 '디스바이오시스Dysbiosis, 장내 미생물의 불균형 상태'는 당뇨병, 류마티스성 관절염, 근육위축증, 섬유근육통과 같은 특정 자가 면역 질환과 관련이 있다. 이를테면 만성적인 장내 마이크로바이옴의 디스바이오시스는 장누수증후군, 각종 염증, 체중 증가와 밀접하게 연관되어 있으며, 우리 피부의 건강과 외모에 영향을 준다.[3]

우리의 신체와 뇌는 끊임없이 소통한다. 다수의 면역이나 대사, 내분비 및 신경계 과정을 조절하기 위해 장과 마이크로바이옴, 두뇌 사이에는 지속적인 상호작용이 일어난다. 연구는 정신적 스트레스가 장내 미생물군집**Microbiota, 특정 부위에 서식하는 미생물과 미소동물의 총**을 변화시킬 수 있다는 것을 보여주며, 나아가 장내 미생물군집 또한 어느 정도 스트레스와 관련된 행동에 영향을 미치는 것으로 알려졌다.[4]

피부는 우리의 피부 건강에 지대한 영향을 미칠 수 있는 수많은 신경 신호가 모여드는 표적 기관이기도 하다. '두뇌-피부 관계'에 대한 이 정교한 네트워크 연구는 신경학, 미생물학, 유전학, 생화학, 피부 과학 등의 상호 밀접한 관련이 있는 분야의 연구자들에게 의욕을 고취시켰다. 한 번쯤 "당신이 먹는 것이 곧 당신이다."라는 말을 들어본 적이 있을 것이다. 이 말은 우리의 식습관과 라이프스타일에 맞춰 장과 두뇌와 피부가 한 축으로 변화하며 적응해 나감을 의미한다.[5] 자, 이제 우리는 이렇게 말할 수 있을 것이다. "당신이 먹는 것뿐만 아니라, 당신이 살아가는 방식도 곧 당신이다."

미생물과 인체에 대한 간단한 기본 지식

☀ 미생물은 너무 작아 육안으로는 관찰하기 힘든 살아 있는 유기체다.

☀ 미생물은 박테리아와 균류, 조류**Algae**, 원생동물, 바이러스를 통칭

하는 용어이다.
- ✹ 마이크로바이옴은 인체 안팎에 사는 미생물의 유전자 집단을 일컫는다. 미생물 세포는 인간의 세포 개수보다 약 10배 정도 많다.
- ✹ 미생물은 우리의 출생과 동시에 함께하며, 주변 환경이나 기후, 나이, 성별, 식습관과 라이프스타일에 따라 다양하고 꾸준하게 성장한다. 인간의 유전자 구성 또한 마이크로바이옴에 간접적인 영향을 미칠 수 있다.
- ✹ 미생물들은 다양한 종류만큼이나 인체의 다양한 부위에 서식한다. 촉촉한 피부에 서식하는지, 건조한 피부에 서식하는지는 미생물마다 다르다.
- ✹ 생태계 안에서 미생물들은 공존하고 성장하며 '공생' 상태를 유지하거나 숙주와 조화를 이룬다. 미생물들은 우리의 신체를 보호하고, 영양을 공급하며, 면역 체계와 소통하는 데 중요한 역할을 한다.
- ✹ 미생물 간의 균형이 깨진 상태인 '디스바이오시스'는 특정 질병이나 현상을 유발할 수 있다고 알려졌다.[6]

～～～～～～～～～～～～

우리의 스트레스 대응 방식과 소비 성향, 라이프스타일이 우리의 피부와 장내 마이크로바이옴에 지대한 영향을 미친다는 사실을 한 번쯤 생각하기 바란다. 내외부적 요인(정신적이거나 혹은 환경적인)에 의한 스트레스는 장내 미생물무리**Microflora, 특정 부위에 서식하는 총 미생물**의 구성을 바꾸어 다양성과 균형을 저하시켜 정상적인 소화 과정에 지장을 줄 수 있다. 이 '흐트러진 생태계' 상태에서는 약화된 내장 장벽이 유해한 내독소와 부산물을 혈류로 쉽게 통과시키게 되는데, 이러한 상태를 장누수증후군Leaky gut syndrome이라 한다. 이러한 내독소는 일단 혈관을 통해 돌아다니며 건강한 피부 조직을 공격하고, 피부 마이크로바이옴의 균형과 조화를 해칠 수 있는 많은 염증 전 반응과 불안정한 반응 세포(산화 스트레스 상태라 일컫는)를 자극한다. 이 복잡한 순환 과정은 신경전달물질, 호르몬, 대사물질 및 전체 시스템으로서 함께 작동하는 미생물의 일련의 신호에 의해 일어난다. 이 모든 것들은 서로 연결되어 있으므로, 이 복잡한 공동체 중 단 한 부분이라도 와해되거나 제 기능을 못하게 되면, 몸 전체가 영향을 받게 된다. 실로 놀랍지 않은가!

장과 피부

우리 신체의 안녕(安寧)은 대개 아래의 기본적인 세 가지 요소에 의해 결정된다.

1. 우리가 섭취하는 영양분의 질
2. 이 영양분의 소화와 흡수 정도
3. 독소와 노폐물의 중화와 배출 정도

영양소가 골고루 들어있지 않은 식품이나 전형적인 서구식 가공식품을 먹게 되면, 몸에 부담을 줄 수 있다. 이는 배출 기관인 간과 신장, 소화계, 폐, 피부에 무리를 주며, 독소는 말초 기관과 지방 조직, 피부에까지 영향을 준다.

인간의 소화계는 기능적으로 입, 위, 소장, 결장 등으로 나뉘는 복잡한 체계를 갖추고 있다. 각각의 대략적인 특징은 이러하다. 입에는 최소 60억 개의 미생물들이 살고 있으며, 위장의 미생물무리는 약산성을 띠고 소장과 결장의 마이크로바이옴보다 덜 다양하다. 장내 마이크로바이옴은 비타민의 합성, 화학 물질과 영양소의 분해, 지방 신진대사 유지, 병원체로부터 보호, 면역 체계의 균형과 발달 등 인체 건강을 위한 중요한 역할들을 수행한다.[7]

장내 미생물군집은 혈류로 흡수되어 피부에 영향을 줄 수 있는 대사물질, 신경전달물질, 호르몬을 생산하기도 한다. 마찬가지로 피부도 비타민 D와 같은 장내에 영향을 줄 수 있는 화학물질을 만들어낸다. 앞서 언급한 바와 같이, 장내 장벽에 누수가 생기거나 디스바이오시스가 존재한다면, 오염물질이나 유해한 박테리아가 혈류를 타고 들어올 수 있다. 유해한 박테리아와 내독소는 순차적으로 세포에도 영향을 미치게 되며, 이는 염증이 생길 수 있는 조건을 제공하고 피부에 산화 스트레스를 유발한다. 프리바이오틱스**Prebiotics, 유익균의 성장과 활성에 도움을 주는 영양물질**와 프로바이오틱스**Probiotics, 유산균 같은 인체와 장내 환경 개선에 도움이 되는 유익균**의 섭취는 장내 마이크로바이옴을 안정화하는 데 일조하며 궁극적으로는 피부 노화, 여드름, 아토피성 피부염, 홍조 개선에도 도움이 되는 것으로 나타났다.[8]

건강한 장내 미생물무리

✹ 독소가 혈류로 흡수되기 전에 배출하고 우리 몸을 유해한 박테리아로부터 보호한다.

※ 면역력을 유지한다.
※ 섭취한 영양분의 체내 흡수율을 높인다.
※ 장내 일정한 pH 농도를 유지한다.
※ 피부 미생물무리를 조화롭게 만든다.

뇌와 피부

스트레스가 우리 일상에서 큰 부분을 차지하고 있다는 것은 의심의 여지가 없는 사실임과 동시에, 우리는 모두 스트레스가 우리의 건강에 얼마나 악영향을 미치는지 잘 알고 있다. 스트레스는 두통, 뇌 기능 저하, 소화불량, 체중 증가, 심혈관 질환, 면역력 저하, 혈압 상승, 각종 혈당 문제들, 피부 주름, 신경쇠약 같은 각종 질환과 증상들을 악화시킨다.

2006년부터 미국 심리학 협회The American Psychological Association는 스트레스가 어디서 오며, 미국인들의 건강과 웰빙에 미치는 영향을 규명하기 위해 해마다 설문조사를 실시하였다. 설문조사가 실시된 이래 처음으로 2017년 통계에서 스트레스 부문이 눈에 띄는 증가세를 보였다. 지난 한 달 동안 한 번 이상 스트레스와 관련된 증상을 경험했다고 답한 미국인의 비율은 2016년 71%에서 2017년 80%로 높아졌다. 또한, 미국인의 75~90%가 스트레스와 관련된 문제들 때문에 1차 진료 의사Primary care physician를 찾는 것으로 나타났다.[9]

'맞서거나 도망치기(Fight or Flight)' 같은 방식으로 대응할 수 있는 급성 스트레스와는 달리, 습관성 스트레스는 중추신경계와 내분비계가 관련된 우리의 주요 스트레스 반응 체계와 시상하부-뇌하수체-부신 축**HPA axis, The Hypothalamic-Pituitary-Adrenal axis**을 변형시키기 때문에 건강에 매우 해롭다. 심리적 스트레스에 육체적 스트레스까지 동반될 때, 두뇌는 시상하부-뇌하수체-부신 축을 통해 반응 호르몬 방출을 활성화하고, 스트레스 반응 호르몬의 생산을 촉진하게 되는데, 이때의 상태는 시간이 지나도 어느 정도 유지된다. 그래서 만성적인 스트레스를 받을 때, 이들 호르몬은 폭주하는 자동차와 같아진다. 하지만 결국 머지않아 자동차의 연료는 고갈되는데, 이러한 극도의 상태를 번아웃**Burnout, 탈진 상태** 혹은 부신 피로**Adrenal fatigue** 상태라고 한다.

평소보다 더 많은 스트레스를 받을 때, 피부도 반응한다는 것을 알아차린 적이 있는가? 이것은 우연이 아니다. 과학자들은 심리적인 스트레스가 피부에 미치는 영향에 관한 연구에서 이러한 연관성을 '두뇌-피부' 축이라고 부른다. 여드름, 습진, 아토피성 피부염은 심리적 스트레스가 심한 시기에는 더 악화하는 것으로 밝혀졌다. 급성 스트레스를 받을 때 분비되는 호르몬인 코르티솔**Cortisol**은 여드름으로 고생하는 사람에게서 수치가 유독 높게 나타난다. 이와 관련한 한 연구에서 여드름이 잘 나는 사람들은 스트레스와 불안감에 더 많이 시달린다는 결과가 나왔다.[10] 또한, 의대생을 대상으로 한 최근 연구에서 연구자들은 시상하부-뇌하수체-부신 축의 과잉 활성화를 주요 원인으로 들면서, 심리적인 스트레스가 여드름의 심각성과 상당히 관련이 있다고 밝혔다.[11] 그뿐만 아니라, 이러한 사람들은 유익한 장내 박테리아 수준을 낮추는 미생물무리로 인해 불균형한 위장 장애를 경험할 가능성이 더 높다.[12]

이러한 모든 연구는 인간의 마이크로바이옴의 중요성과 장-두뇌-피부의 상호 협력의 필요성에 대해 알려준다.

우리가 스트레스를 받으면, 아래와 같은 반응과 영향이 피부에 나타난다.

* 코르티코트로핀 분비 호르몬CRH, The Corticotropin-Releasing Hormone이 자극을 받아 신경 내분비 및 스트레스에 대한 행동 반응의 핵심 코디네이터 역할을 한다. 또한, 코르티코트로핀 분비 호르몬은 피지 생성과 여드름을 유발하는 염증성 부산물을 자극한다.
* 코르티솔Cortisol은 부신에서 분비되어 피지를 생성하는 피부 세포의 수용체 활성을 변화시켜 피부에 유분 과잉과 좁쌀여드름, 두드러기를 유발한다. 코르티솔은 또한 혈당 수치와 인슐린 민감도에 영향을 주어 건강한 피부 콜라겐을 분해할 수 있다.
* 피부 비만세포mast cells(염증, 과민성, 알레르기 반응에 대한 조절 세포)가 반응하여 염증을 악화시키는 화학물질을 분비한다.
* 정상적인 피부 세포 재생 주기를 깨뜨린다.
* 피부 미생물군집의 다양성과 균형이 깨져 '나쁜' 박테리아가 급증한다. 이러한 미생물군집의 불균형은 피부 pH를 낮추고, 예민하게 하며, 홍조, 좁쌀여드름, 두드러기 등의 잡티를 유발한다.[13]

장-두뇌-피부 축에 관한 내용은 앞서 서술한 것보다 훨씬 복잡하고 정교하지만, 나는 여러분이 우리의 심리 상태가 건강과 피부 마이크로바이옴에 연관되어 영향을 미친다는 것을 이해하는 데 조금이나마 도움이 되길 바란다. 진일보한 인간 마이크로바이옴에 대한 연구의 결과 덕분에, 우리는 프로바이오틱스가 정신과 인지, 면역, 소화, 체중 관리, 피부 등에 어떤 이점을 제공해 주는지 더 잘 이해할 수 있게 되었다. 우리가 인간 마이크로바이옴, 생태계, 그리고 이러한 미생물의 활동에 관해 더 많이 알아갈수록, 이 연구 영역은 우리의 삶에 더욱 유용해질 것이고, 머지않아 어떻게 하면 우리가 건강한 삶을 영위할 수 있는지에 관한 새로운 청사진을 다시 그려낼 것이다.

심리적 스트레스	몸의 반응	피부에 미치는 영향
급성 스트레스	• HPA 축이 활성화됨에 따라 스트레스 호르몬이 분비된다. • 맞서거나 도망치기 반응을 보이며 부신이 관여하기 시작한다.	• 피부 비만세포가 염증을 촉진하고 피부를 예민하게 만든다. • 정상적인 피부 세포의 재생 주기가 깨지고 활동이 둔화된다.
만성 스트레스	• 코르티솔과 카테콜아민(Catecholamine)과 같은 스테로이드성 호르몬이 혈류에 과잉 공급된다.	• 혈류 속 코르티솔의 증가는 혈당 수치를 높이고, 인슐린 민감도를 낮추고, 피부가 최종당화산물(AGEs, Advanced Glycation End products)에 더 취약하게 만들며, 건강한 피부 콜라겐과 구조를 분해한다.
		• 피지가 과잉 생성되어 좁쌀여드름과 두드러기가 나기 시작하며, 홍조와 화끈거림의 빈도가 잦아진다. • 피부 미생물군집의 다양성을 저해하고, '나쁜 박테리아'가 과잉 증식하기 시작하며, 피부 pH 농도를 낮추고, 피부 장벽이 약해져 외부 자극에 더 예민하게 반응한다.

| 표 1.1 | 심리적 스트레스가 피부와 인체에 미치는 영향[14]

건강한 피부를 위한 스트레스 대처 영양 팁

대다수의 사람은 자신이 받는 스트레스에 따라 먹는 음식의 양과 형태를 결정한다. 불행히도, 우리가 스트레스를 받을 때 선택하는 음식은 설탕이나 트랜스 지방, 인공 첨가물, 방부제가 들어있는 '간편식'이거나 형편없는 것일 때가 많다.

스트레스를 받았을 때 이런 종류의 음식을 참는 것은 매우 어렵지만, 스트레스 관리를 위한 가장 근본적인 해결책은 양질의 영양 섭취이다. 스트레스를 받을 때 많은 영양소가 빠르게 소실되므로, 음식의 선택은 신체 및 정신 건강을 뒷받침해줄 수 있는 에너지 대사와 호르몬, 소화기 건강 유지에 초점을 맞춰야 한다.

나는 다음 장에서는 피부 마이크로바이옴과 프로바이오틱스의 이점에 관해 설명하면서, 여러분이 좀 더 건강하고 광채 나는 피부를 유지할 방법들에 관해 자세히 소개할 예정이다. 지금은 여러분의 심신을 '차분하게' 만들며, '스트레스 해소를 도와줄' 몇 가지를 제안하고자 한다.

일단 시작은

✳ 설탕이나 카페인, 알코올의 섭취를 멈추거나 제한하길 권한다. 이 셋은 비타민B와 같은 우리 몸에 필수 영양소의 흡수를 막고, 부신이 제 기능을 못 하게 하여 심신을 피로하게 한다.

※ 식사를 간단하게, 자주 소식하는 것이 소화에 좋다.
※ 하루의 시작을 스무디나 신선한 무가당 주스로 시작한다. 스무디는 기분을 상쾌하게 만들고, 에너지를 북돋워 주는 영양소가 다량 함유된 영양소 폭탄이다.
※ 고품질의 단백질원은 뇌 건강과 신경전달물질에 필수적인 아미노산을 함유하고 있다는 것을 잊어서는 안 된다.

더 많이 섭취해야 하는 식품들

※ 미역 및 짙은 초록잎 채소들 - 나트륨과 마그네슘을 비롯한 비타민과 미네랄이 다량 함유되어 있다. 특히 마그네슘은 우리의 기분을 좋게 만들어주는 신경전달물질인 세로토닌 Serotonin과 도파민 Dopamine 생성에 중요하다. 이 초록 부스터를 획득하는 가장 쉬운 방법의 하나는 아침 스무디에 이 잎들을 추가하는 것이다.

※ 칠면조와 달걀, 호박씨 등 트립토판 Tryptophan이 들어간 식품 - 트립토판은 신경전달물질인 세로토닌을 합성하는 데 필요한 아미노산이다.

※ 발효식품 - 스트레스는 소화계와 장내 마이크로바이옴에 무리를 준다. 발효시킨 양배추 절임 Sauerkraut, 김치, 콤부차 Combucha, 절인 채소와 같은 프로바이오틱 식품들은 장에 좋은 박테리아의 성장을 촉진한다. 좋은 박테리아가 잘 자랄 수 있도록 아티초크 Artichoke, 마늘, 콩, 귀리, 양파, 아스파라거스와 같은 프리바이오틱스가 풍부한 음식이 여러분의 식탁에 더 자주 오를 수 있기를 바란다. 그 전에,

여러분의 소화 기관들이 이러한 식재료들에 충분히 익숙해질 수 있도록 배려해주는 것도 잊어서는 안 된다.

✸ 진한 색 베리류(블루베리, 블랙베리, 석류) - 베리류의 진한 붉은색은 도파민 생성과 체내 산화 스트레스를 물리치는 항산화제인 안토시아닌Anthocyanins이 띠는 색이다.

✸ 건강한 지방식품 - 연어, 멸치, 정어리같이 찬물에 살며 양질의 지방 함량이 높은 어류는 오메가-3 지방산인 에이코사펜타에노산EPA, Eicosapentaenoic acid과 도코사헥사엔산DHA, Docosahexaenoic acid이 풍부하며, 이 둘은 감정을 조절하는 데 중요한 역할을 한다. 오메가-3 지방산의 식물원으로는 치아Chia, 삼Hemp, 호두, 아마씨, 아보카도(훌륭한 마그네슘 공급원이다)가 있다. 또한, 이러한 지방들은 식욕을 억제하고 혈당 수치를 조절하여 에너지와 감정상태를 일정하게 유지하는 데 도움을 준다.

✸ 강장(強壯)성 약초Adaptogenic herb - 동유럽에서 민간요법으로 수천 년 동안 사용되어 왔다. 강장제는 스트레스가 심할 때 신체가 견딜 수 있는지, 이러한 반응들로부터 회복하는 데 도움을 주는지, 부작용과 독성은 없는지에 따라 나뉜다. 이러한 식물성 화합물은 물리적 및 감정적 스트레스와 오염물질 같은 외부적 요인에 부정적인 영향을 받은 신체 내부(부신, 뇌, 심장, 면역 체계)의 세포들이 정상화되고 회복되는 데 도움을 줄 수 있다. 강장제는 스트레스의 퇴행적 효과를 상쇄하여 신체 전반에 활력을 준다.[15]

가장 많이 사용되는 강장제로는 인삼, 아스화간다Ashwagandha, 로디올라 Rhodiola, 암라Amla, 인도 구스베리로 불리기도 함, 동충하초, 홀리 바질Holy basil, 마카 Maca 등이 있다. 에너지와 활력을 북돋아 주는 데 효과가 좋은 강장제가 있는 반면, 진정 효과에 좋은 강장제가 있으므로 강장제를 선택하기 전에 여러 사항을 고려하는 것이 중요하다. 섭취 전 전문가와의 상담을 통해 현재의 건강 상태와 관련이 있는지 확인해보아야 한다.

영양소	왜 중요한가	공급원
비타민B 복합체 (B Vitamins)	비타민B는 두뇌 회전에 필요한 연료인 탄수화물을 분해하고, 간 해독작용(간 기능이 둔화하면, 호르몬 불균형을 초래할 수 있다)을 원활하게 하는 중요한 기능을 수행한다. 이뿐만 아니라 '기분을 좋게 만들어주는' 신경전달물질인 세로토닌의 생산에도 필요하다.	육류, 통곡물과 기울(Bran), 콩, 완두콩, 견과류. 채식주의자의 경우, 비타민 B12를 따로 보충해주는 것이 좋다.
크로뮴 (Chromium)과 망가니즈 (Manganese)	체내 혈당과 인슐린의 균형을 맞추는 데 필수적인 미량 미네랄이다. 크로뮴은 인슐린 생산에 필수적인 미네랄이며, 글루코스(Glucose)가 적절하게 균형을 이루고 활용되는 데 중요한 역할을 한다. 망가니즈는 글루코스를 체내 사용 가능한 에너지로 변환하는 데 필요하다.	맥주의 효모, 호밀, 굴, 감자, 사과, 바나나, 시금치, 당밀(Molasses), 닭고기, 씨, 콩, 완두콩 및 잎이 많은 채소(자연 친화적이고 미네랄이 풍부한 토양에서 재배된).
마그네슘 (Magnesium)	에너지 대사(음식을 체내에서 사용 가능한 에너지로 변환하는 과정)에 필수적이며, 이완 호르몬인 프로스타글란딘(Prostaglandin)을 생산하여 신체 진정을 촉진한다.	녹색 잎이 많은 채소, 콩, 완두콩, 익히지 않은 견과류와 씨앗, 두부, 아보카도, 건포도, 수수, 정제되지 않은 곡물들.

지방산 (Fatty Acid)	염증 및 신경 신호 전달 관련 문제를 해결한다. 두뇌에 꼭 필요한 오메가-3 지방산으로는 도코사헥사엔산(DHA)과 에이코사펜타에노산(EPA)이 있으며, 이 둘은 두뇌의 항상성을 유지하는 데 매우 중요한 역할을 하므로 규칙적으로 섭취해야 한다. 이러한 지방산들은 식욕을 억제하고 혈당 수치를 조절하여 에너지와 감정을 일정 수준으로 유지하는 데 도움을 준다.	모든 오일 공급원을 다음의 식품으로 대체하자. • 정제유와 경화유를 가공하지 않은 필수 지방산의 식물원으로 대체 • 통곡물(가공하지 않고, 갓 제분한, 싹이 난) • 콩과 그 새싹 • 신선한 견과류와 씨앗 • 짙은 녹색 잎채소 • 미세조류 아마씨, 호박씨, 치아씨 오일과 같은 리놀렌 지방산(Linoleic fatty acids) 및 알파 리놀렌 지방산(Alpha- Linolenic fatty acids)의 균형이 맞춰진 오일을 사용한다(참고: 저온 압착되거나 정제된 신선한 오일을 사용하면 된다). EPA와 DHA는 생선이나 생선의 기름, 스피룰리나(Spirulina)를 통해 섭취할 수 있다.
비타민C (Vitamin C)와 바이오플라보노이드(Bioflavonoid)	스트레스와 피로를 예방하고, 부신 건강 유지 및 호르몬 생산에 중요한 영양소의 하나이다. 만성적인 스트레스를 받으면 부신이 피로해져 비타민 C의 필요성이 커진다. 바이오플라보노이드는 비타민 C와 더불어 항산화 및 호르몬 간 균형을 맞춰 기분 전환과 스트레스 해소에 도움이 된다.	감귤류 과일(과육과 껍질 모두 좋다), 피망, 포도 껍질, 블랙베리, 블루베리. 이러한 영양소는 몸에 저장할 수 없으므로 매일 보충해주어야 한다.
칼륨 (Potassium)	적당한 근육과 신경 기능 유지에 필수적이다.	생과일과 채소, 콩, 완두콩, 견과류와 씨앗

아연 (Zinc)	적절한 혈당 균형과 소화를 도와 기분을 차분하게 하는 데 도움이 되는 중요한 미네랄이다. 아연은 소화와 비타민B의 활동, 탄수화물의 소화작용을 돕는다.	생과일과 채소, 콩, 완두콩, 견과류와 씨앗에 풍부하다.
비타민E (Vitamin E)	호르몬 불균형으로 인한 스트레스 해소에 도움이 되는 중요한 지용성 비타민이다.	아보카도, 밀 배아 오일, 호두와 씨앗유

| 표 1.2 | 스트레스를 물리치는 데 중요한 역할을 하는 영양소

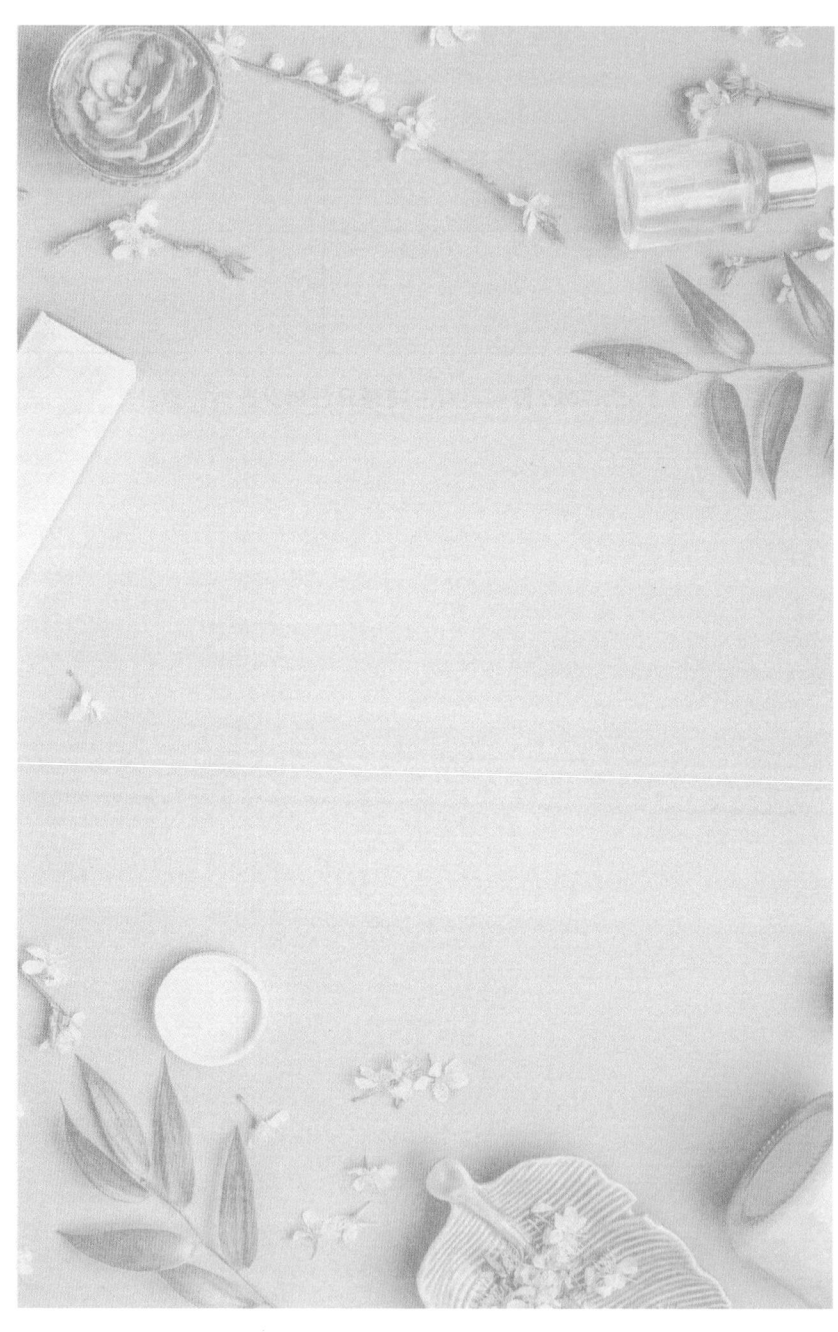

Good Bacteria for Healthy Skin

2 장

마이크로바이옴, 건강한 피부의 열쇠가 될 수 있을까?

나는 2007년에 스킨케어와 셀프 케어를 위한 식이 보충제를 개발하기 위해 영양, 미용 의학, 약효 식품에 대한 내 지식을 망라하기 시작했다. 그 당시 북미 시장에서는 매우 소수의 미용 보충제만이 판매되고 있었다. 구매 가능한 몇 안 되는 제품들은 최소한의 검증과정만을 거쳤을 뿐 다른 나라에 비해 소비자의 관심과 인식이 많이 부족했다. 건강한 피부와 자연스러운 아름다움의 집중 관리를 위해서는 식단이나 보충제 등의 더욱 통합적인 개념인 뉴트리코스메틱Nutricosmetics 도입이 시급해 보였다. '내면의 아름다움'이라는 개념은 원래 아시아와 유럽에서만 통용되는 개념이었다. 스킨케어 브랜드에서 출시한 다양한 형태의 식이 보충제를 스킨케어 화장품과 나란히 진열해 놓은 것을 파리에 있는 한 약국에서 본 적이 있다. "당신이 먹는 것이 곧 당신이다."라는 생각을 항상 하고 있던 나에게 이것은 전혀 낯선 것이 아니었다. 우리가 먹은 것들은 우리의 피부와 외모를 통해 고스란히 드러나며, 더 나아가 어떻게 나이 들어가는지를 가감 없이 보여주기 때문이다. 그렇다면 왜 자신의 타고난 아름다움을 드러낼 수 있는 영양과 집중 관리에 이다지도 소홀할까? 왜 북미에서는 이 개념을 무시하고 있었을까?

초기의 영양학적 연구는 주로 외부 환경으로부터 오는 침략자들에 대한 보조 항산화제 보호에만 초점을 맞추었다. 자외선 노출이나 도시 오염물질 같은 '활성 산소Free radical'라고 불리는 공격자들은 피부에 해로운 반응성 세포의 생성을 유발한다고 임상학적으로 입증되었다. 도미노처럼, 활성 산소는 건강한 세포의 전자Electron를 강탈하고, 그 결과 또 다른 활성 산소를 생성한다. 항산화제는 활성 산소를 중화시켜 건강한 피부 세포가 손상되는 것을 막아준다. 활성 산소는 피부 노화의 주범이며 대부분 외부환경에서 비롯된다고 알려졌다.

그렇다고 해서 활성 산소만이 피부를 나이 들게 하는 것은 아니다. 2015년과 2016년에 북미에서는 제2의 뉴트리코스메틱 제품이 주류로 급부상했으며, 그중에서도 콜라겐 제품들이 각광을 받았다. 나이가 들어갈수록 피부 콜라겐 생성과 피부 대사가 더뎌진다. 진피(피부 콜라겐과 엘라스틴의 분해가 시작되는 부분으로 피부 콜라겐 매트릭스로 알려져 있다)층에서 주름이 생기기 시작한다. 오늘날 우리는 콜라겐이 함유된 기능성 식품과 피부, 머리카락, 미용 효과를 홍보하는 보충제를 자주 접한다. 지난 몇 년 동안 '콜라겐 열풍'은 '내면의 아름다움'이라는 개념을 앞세워 더 많은 관심과 소비를 부추겼다.

최근 들어 급증하고 있는 피부 마이크로바이옴에 대한 임상학적 증거들이 더 나은 피부 관리법을 제시해주고 있다. 박테리아 집단과 그 종Species들 간의 '균형'이 탄력 있고 맑고 촉촉한 피부의 핵심 포인트임을 보여준다. 우리가 거주하는 곳이나 소비 습관, 위생 상태, 피부 관리 습관에 이르는 모든 것이 우리의 피부 마이크로바이옴을 해치거나 더 잘 성장하게 할 수 있다.

무엇보다도 나는 이 3단계를 건강한 피부와 자연스러운 아름다움을 위한 내외부 작전이라고 생각한다.

1. 식단, 보충제, 집중 스킨케어, 자외선 차단제와 같은 생활 습관과 제품들을 통해 산화 반응을 최소화한다. 자세한 내용은 7장과 8장에서 나의 데일리 플랜과 함께 다룰 것이다.
2. 콜라겐 생성의 구성 요소인 미네랄을 비롯한 동물성 또는 식물성 단백질, 비타민을 충분히 섭취한다. 콜라겐 펩타이드는 피부 결합 조직, 머리카락, 손톱을 균일하고 튼튼하게 해주는 좋은 해법 중 하나이다. 육류보다는 해산물과 채소를 통해 섭취하는 방식을 더 권장한다.
3. 맑고 깨끗하며 촉촉하게 균형 잡힌 피부를 위해 보조적인 식단과 집중 케어로 피부 미생물무리Microflora의 균형을 맞춘다. 이것은 프리바이오틱스와 프로바이오틱스가 영향을 미치는 부분이다. 이것들은 다음 장에서 살펴볼 것이다.
  우선 식단과 라이프스타일이 어떻게 피부 마이크로바이옴들의 균형을 유지할 수 있는지 진정으로 이해하기 위해서는, 건강한 피부는 어떻게 구성되는지에 관한 일반적인 개념을 정립하는 과정이 필요하다.

피부 마이크로바이옴의
구조, 기능, 중요성

다시 기본으로 돌아가 보자. 박테리아의 세포 구조는 단세포 미생물만큼 단순하다. 즉, 원자 세포의 두뇌이자 DNA의 저장소인 핵을 가지고 있지 않다. 대신에 박테리아는 그들의 DNA 정보를 단순한 고리나 구조에 저장한다. 박테리아는 종**Species**의 형태에 따라 분류된다. 한 종 내에서, 균주**Strain**와 아종**Subspecies**은 서식지와 생존 방식, 유발하는 질병의 종류에 따라 달라진다. 또한, 세포의 벽이나 모양의 특성, 박테리아의 유전적인 특질에 따라 구분되기도 한다. 1조가 넘는 다양한 종의 박테리아가 있다. 하지만 걱정하지 마시길. 우리는 이 모든 박테리아의 이름을 외울 필요는 없다. 우리가 알아야 할 중요한 사실은 박테리아가 비교적 단순하게 구성되어 있긴 하지만 충분히 복잡할 수 있다는 것이다.

우리의 건강하고 균형 잡힌 피부가 미생물의 영향을 받는 것처럼 수 조개의 인체 미생물 또한 생존하기 위해서는 우리가 필요하다. 미생물은 우리가 세상에 나오는 바로 그 순간부터 같이 성장하며 환경에 맞게 변화한다. 우리는 갓난아기 때부터 다양한 환경의 박테리아에 노출된다. 각각의 피부 부위에 다른 습도와 온도 등 일정한 특질이 나타나면서, 부위마다 적합한 피부 미생물 공동체가 출현하고 적응하며 점점 더 다양해진다. 이러한 각 미생물의 독특한 서식지와 개체 수는 우리가 사춘기를 겪고 나이가 들어가면서 계속 변화하고, 라이프스타일과 외부적인 요인에 의해서도 영향을 받는다.[16]

성인이 되어도 피부 면역력을 유지하고 외부 침략자로부터 보호해주는 근본적인 역할을 하는 다양한 박테리아 공동체가 피부에 번성한다. 보통 우리는 박테리아와 균류, 바이러스를 해로운 침입자로 생각하곤 하지만, 사실 이들은 건강한 피부를 해칠 수 있는 병원체와 침입자들 그리고 독소로부터 우리를 보호해준다.[17]

피부 미생물은 어떻게 발견되었나

과학자들은 1674년 미생물학의 아버지 안토니 판 레이우엔훅 Antonie van Leeuwenhoek이 현미경으로 미생물을 처음 발견한 이후 피부에 서식하는 미생물에 관심을 가져왔다. 1950년대부터 시작한 피부과 연구는 미생물을 식별하기 위한 세포 배양 미생물 검사법이었다.

오늘날, 연구원들은 16S 리보솜 RNA 테스트 방법을 사용하여 특정 종, 그들의 활동, 유전학적 발자취를 규명할 수 있다. '마이크로바이옴Microbiome'이라는 용어는 노벨상 수상자 겸 유전학자인 조슈아 레더버그Joshua Lederberg에 의해 2001년 처음 명명되었다.[18] 피부 마이크로바이옴은 상대적으로 신생 분야인 반면, 인간과 미생물 간의 특성에 관한 연구는 이미 과학자들 사이에서 오랫동안 논의되어온 주제였다. 최근 들어 연구원들은 피부에 서식하는 미생물들을 보다 심도 있게 이해하고 연구하기 위해 힘을 모으고 있으며, 생태계와 공동체의 다양성이 건강하고 균형 잡힌 피부에 얼마나 중요한지에 대한 연구를 활발히 진행하고 있다.

피부의 구조

피부는 여러분의 전체 체중의 약 15%에 달하는 가장 넓은 면적에 분포해 있는 감각기관이다. 육안으로 피부를 보면 매끄럽고 평평해 보이지만, 표피와 진피, 하피라는 세 층으로 구성되어 있다. 세포가 생성되어 외부 표피층으로 밀어 올려져 기존의 피부가 떨어져 나가는 것을 피부 세포 순환이라고 하며 약 6주 정도가 소요된다. 하지만 피부 세포는 평균적으로 4주마다 갱신되며, 이 과정은 나이가 들면서 느려진다.[19]

표피(가장 바깥층)는 피부의 가장 얇은 층으로 케라틴**Keratin, 피부를 지지하는 질긴 단백질**과 랑겔한스 세포**Langerhans cell, 이물질들이 피부에 들어오는 것을 막아주는 세포**와 멜라닌 세포**melanocytes, 피부색을 결정하는 세포**로 구성되어 있다. 표피에는 각질층이라고 불리는 피부층도 있다. 각질층은 표피에서 가장 바깥에 있는 죽은 피부층으로 외부 환경에 대한 중요한 보호벽 역할을 한다.

진피(가운데 층)는 표피 아래에 위치하며 주름이 처음 형성되는 곳이다. 진피에는 피부조직, 모낭, 피지선에 영양과 산소를 공급하는 혈관이 있다. 새로운 피부 세포가 만들어지고, 피부를 매끄럽고 튼튼하게 유지해주는 콜라겐과 엘라스틴을 합성하는 결합조직 세포가 있는 곳이기도 하다.

하피(가장 깊은 층)는 진피와 하부 조직과 기관 사이에 있는 층이다. 주로 느슨한 결합조직과 지방조직, 피부와 연결된 혈관과 신경으로 구성되어 있으며, 충격으로부터 몸을 보호하고 열 손실을 막아준다. 이외에도 피부는 다른 분비샘을 포함하고 있는데, 피지를 생산하는 피지샘과 에크린 샘Eccrine glands, **외분비선으로 온도를 조절하는 땀샘의 일종**과 아포크린 샘Apocrine glands, **피부 특정 부위에서만 발견되는 땀샘으로 액취증을 유발하는 분비샘**이 있다.[20]

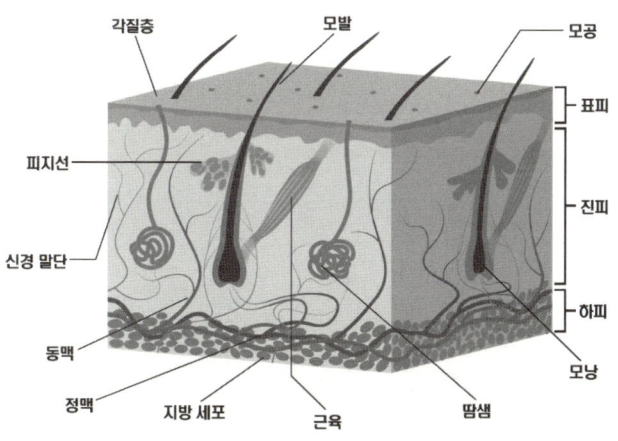

| 그림 2.1 | 피부의 구조

자, 이제 거울 앞에 서서 거울에 비친 여러분의 얼굴과 팔과 다리를 한번 훑어보자. 여러분이 보는 것은 표피 대부분을 구성하는 단백질로 덮인 각질

형성세포Keratinocyte이다. 앞서 말했듯 표피는 유해한 병원균과 독소가 들어오는 것을 막음과 동시에 체내의 수분과 영양을 잡아주는 견고한 물리적 장벽이다.[21]

'살갗'이라 불리는 각질층은 피부 가장 바깥쪽을 구성하는 독특한 각질형성세포의 모음이다. 이것들은 단백질이 풍부한 케라틴을 교차 연결하여 지방 이중층Lipid bilayers에 저장하는 표피의 '기본 골격'을 형성하는 평평한 세포들이다. 이곳은 피부 미생물무리가 가장 활발한 곳이지만, 박테리아는 표피층보다 더 깊숙한 곳과 살아 있는 피부 조직 아래에도 서식한다는 것을 연구를 통해 알 수 있다.[22]

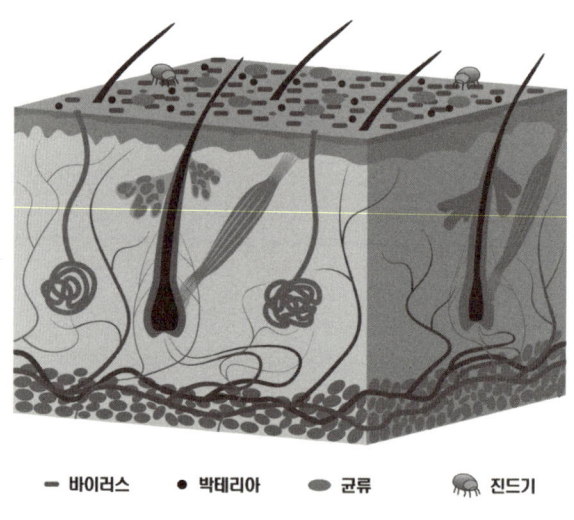

| 그림 2.2 | 피부의 미생물군집

건강한 피부 속 미생물군집의 구성

사람의 피부는 다양한 박테리아 공동체로 구성된 복잡한 생태계이다. 피부 1㎠당 최대 10억 개의 미생물이 서식할 수 있다. 성인 피부의 경우에는 매우 다양한 박테리아 공동체가 살고 있다.[23] 우리의 피부 마이크로바이옴은 선천적 기질, 나이, 성별, 식단, 위생 상태, 라이프스타일 등, 우리 삶의 환경에 따라 다양하게 나타난다. 우리 피부에 사는 이 수조 개의 박테리아, 균류, 바이러스가 피부 마이크로바이옴을 구성하고 있다.[24]

피부 미생물군집(미생물무리)에는 다음과 같은 두 가지 종류가 있다.
1. 피부에서 일상적으로 발견되는 상주 미생물(숙주)은 변화하는 환경에 적응하며 재구성된다. 이러한 미생물은 보통 인체에 무해하며 피부에 유익하다.
2. 피부에 상주하지 않고 일정한 환경에 노출되어 피부에 수 시간 또는 수일 동안만 서식하는 일시적인 미생물(관광객)이 있다. 일반적으로 이러한 '관광객'도 병을 유발하지는 않는다.[25]

숙주와 미생물의 관계를 몇 가지로 나눌 수 있는데, 모두에게 유익한 박테리아는 '상리 공생적인 관계'라고 하며, 둘 중 하나에만 이점이 있는 경우 '편리 공생적인 관계'라고 한다. 또한, 둘 중 하나나 모두에게 해가 되는 '기생'의 형태로 피부에 영향을 주기도 한다. 우리의 피부 면역 체계는 미생물 공동

체를 관리하고 유익한 미생물-숙주의 관계를 유지하는 역할을 한다.[26]

우리의 피부는 박테리아가 살 수 있는 다른 환경도 제공한다. 일반적으로 신체의 건조한 부분과 습한 부분은 그곳에 살며 진화한 박테리아 공동체의 유형을 결정한다. 우리의 피부는 세 가지 주요한 생태학적 환경을 가지고 있다. 팔뚝, 등, 엉덩이와 같이 건조한 부위, 겨드랑이, 사타구니, 팔꿈치 안쪽과 같이 촉촉한 부위, 두피와 같이 유분이 많은 부위로 구분할 수 있다. 이중 건조한 피부 환경에서 가장 다양한 박테리아가 사는 것으로 알려졌다.

피부에 사는 미생물들이 보편적으로 갖는 특징이 있긴 하지만, 피부 마이크로바이옴의 구성과 번성은 개인마다 판이하며, 신체 나이, 건강 상태, 노출되는 환경에 따라 끊임없이 진화하고 변화한다. 성인으로서, 우리의 피부 부위에 일반적으로 4개의 주요 박테리아 종 또는 그룹이 있다. 액티노박테리아**Actinobacteria**, 프로테오박테리아**Proteobacteria**, 퍼미큐티스 **Firmicutes**, 박테로이데테스**Bacteroidetes**가 그 예이다.[27] 이 종 내에서, 스타필로코커스**Staphylococcus**, 코리네박테리움**Corynebacterium**, 프로피오니박테리움 **Propionibacterium**은 피부에 존재하는 박테리아의 60% 이상을 차지한다. 박테리아는 피지나 땀, 그리고 우리 피부에 있는 지방에서 영양분을 얻는다.[28]

미생물의 핵심 역할

사실 우리의 피부는 산성을 띠며, 습기가 적고, 염분이 많은 땀이 나며 항균성 분자를 내뿜기 때문에 박테리아가 살기에 그리 적합하지 않다. 게다가,

온갖 이물질에 끊임없이 노출된다.[29] 이 모든 장애물에도 불구하고, 박테리아는 피부 위에 서식하며 잘 성장하여 자신들만의 고유한 식물 군상을 이루는 방법을 찾아냈다.[30] 우리는 이것을 '공생'이라 부른다.

우리의 피부 환경에 잘 적응하고 다른 미생물을 지배하는 세 가지 핵심 타입(屬)이 있다.

스타필로코커스Staphylococcus는 최소 28종의 박테리아를 포함하고 있으며, 스타필로코키Staphylococci로도 불린다. 일부는 전염병을 유발할 수 있지만, 대부분은 그렇지 않다. S. 에피더미디스S. epidermidis는 가장 두드러진 피부 균주Strain이지만, 이 외에도 S. 호미니스S. hominis, S. 카피티스S. capitis, S. 사프로피티쿠스S. saprophyticus 등 많은 종이 있다. 현미경으로 보면 동그랗게 보이고 뭉치면 포도 덩어리처럼 보인다. 이들은 산소 없이 생존할 수 있는 능력이 있으므로 피부에 가장 널리 분포해 있지만 습한 부위에서 더 많이 발견된다. 이들은 땀의 높은 염도에도 잘 견딘다. 땀 냄새의 원인이 되기도 하지만, 피부 장벽을 견고히 하고 피부를 위한 추가적인 양분을 분비하는 데도 중요한 역할을 한다. 또한 S. 에피더미디스는 식중독과 독성 쇼크 증후군과 같은 독소형 질환을 비롯한 침습성 피부 감염을 유발하는 스타필로코커스 아우레우스S. aureus와 같은 특정 유해 박테리아로부터 보호하고 스타필로코커스 아우레우스의 성장을 늦추는 효소를 생성한다. 국소 및 구강 항생제의 남용은 이러한 건강한 피부 박테리아 집단을 해칠 수 있다.[31]

코리네박테리움Corynebacterium은 촉촉하고 유분기가 많은 피부 부위에서 가장 많이 발견되는 박테리아 집단이며, C. 어콜린스C. accolens, C. 제키움C. jeikeium, C. 우레알리티쿰C. urealyticum, C. 아미콜라툼C. amycolatum, C. 미뉴티

시멈C. minutissimum, C. 스트리아툼C. striatum 등이 있다. 코리네박테리아는 '유분을 좋아하는' 박테리아로, 유분 함량이 높은 환경에서 살고 기름진 부분에서 잘 자란다. 그들은 또한 염도가 높은 환경에서도 살 수 있으며, 땀에 있는 소량의 비타민으로도 연명할 수 있다. 특정 균주들은 홍색 음선Erythrasma, **가려움을 동반하는 갈색 딱지와 각질이 일어난 피부**과 오목각질융해증Pitted keratolysis, **발바닥과 손바닥에서 발견되는 세균성 감염**과 같은 만성 피부 질환과 관련이 있다.[32]

프로피오니박테리움Propionibacterium은 피부, 모공, 모낭의 산소가 적은 환경에서 발견되는 혐기성 박테리아로, 피부 수분의 유실을 막기 위해 분비샘에서 생성되는 유분 물질인 지질 물질을 먹고 산다. P. 아크네스P. Acnes는 흔히 여드름으로 우리에게 알려졌으며, P. 아비덤P. avidum과 P. 그라누로섬P. granulosum과 같은 몇몇 박테리아들도 피부에서 자주 발견된다. 이들은 모공과 모낭의 해로운 박테리아가 피부로 침투하는 것을 막음으로써 피부를 보호하기도 한다.

P. 아크네스는 또한 피부 단백질을 위한 아미노산이자 에너지원인 아르기닌Arginine을 생산한다. 이 박테리아는 사춘기 동안 기하급수적으로 증가하여 피부 균형을 깨뜨려 잡티를 생성하기도 하지만, 다시 균형을 찾으면 외부 침략자들에 대한 강력한 방어벽을 구축한다. 한 가지 주의할 점은, 항균 비누의 남용이 피부의 자연 생태계 균형을 깨뜨릴 수 있다는 것이다.[33]

어떻게 이러한 박테리아들은 우리의 피부에서 하나의 생태계를 이루고, 우리의 건강에 이롭게 작용하는 것일까? 과학의 발전 덕분에 우리는 다음의 세 가지 답을 찾을 수 있다.

박테리아는,

1. 우리를 보호한다. 상주하는 피부 박테리아는 해로운 병원균과 이물질에 대한 최전선 방어벽이나 생체막을 만든다. 나아가 상주하는 특정 균주는 해로운 박테리아의 성장과 활동을 억제할 수 있다.
2. 피부 면역력을 유지하고 강화한다. 우리의 피부는 마이크로바이옴과 시너지 관계를 갖는 강력한 면역기관이자 지속적인 소통기관이다. 특정 박테리아 균주는 피부의 면역 반응을 상승시켜, 피부가 손상된 후에 염증을 최소화하는 데 도움을 줄 수 있는 능력이 있다.
3. 피부 장벽을 견고히 한다. 피부 미생물 식물군은 외부 환경에서 오는 침략자로부터 우리를 보호하고 피부 수분의 소실을 막는 데 도움을 주는 물리적 피부 장벽 형성에 궁극적인 영향을 미친다.[34]

일반적으로 스타필로코커스 아우레우스와 코리네박테리아는 부산물과 피부의 천연보습인자 생성을 촉진하는 것으로 나타났다.

디스바이오시스(Dysbiosis) 피하기

피부의 균형이 깨진 상태를 디스바이오시스Dysbiosis라고 한다. 이것이 우리가 피하려고 하는 것이다. 피부 박테리아의 비정상적인 활동과 구성의 변화는 염증이나 피부노화의 가속화, 그리고 (매우 중요하며 훗날 자세히 논하게 될) 여러 만성 질환 등의 면역반응을 유발할 수 있다.[35]

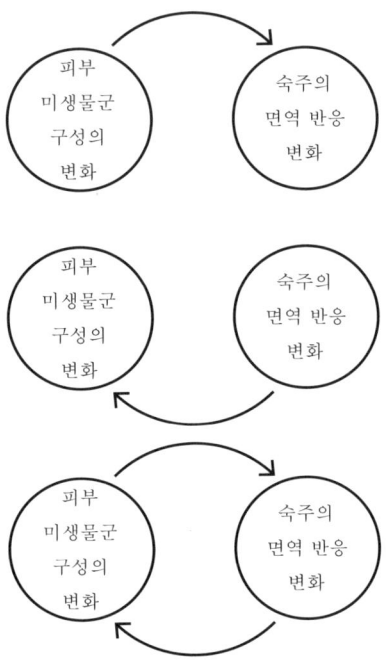

| **그림 2.3** | 디스바이오시스는 피부 미생물군집의 내부 불균형 상태로 숙주에 부정적인 영향을 미친다. 다양한 라이프스타일과 환경적 요인은 피부 미생물군집의 구성을 변화시켜, 피부의 면역력을 억제하고 만성 염증을 유발할 수 있는 잠재적 요인으로 작용한다.

디스바이오시스와 피부 마이크로바이옴

살아있는 생태계로서, 피부 미생물은 끊임없이 피부와 상호작용하며 피부에 적응한다. 균형이 잡히면 이를 '공생 상태'라고 한다. 하지만 미생물과 불균형을 이룰 때, 그것을 '디스바이오시스' 상태에 있다고 한다. 디스바이오시스는 우리를 둘러싼 환경적 요소나 피부에 바르는 제품들에 의해 미생물 무리의 구성이 바뀌면서 야기될 수 있다. 우리의 면역력에 영향을 주거나 전신 염증Systemic inflammation을 일으킬 수 있는 영양 및 건강 상태에 의해 촉발될 수 있다. 어느 경우든 이러한 간섭은 미생물군집의 정상적인 균형을 뒤엎고 피부염과 같은 특정 질병을 유발한다.36

아토피성 피부염

아토피성 피부염은 피부를 붉게 하고 약화시키며 가렵게 하는 질환이다. 아이들에게 가장 많이 나타나지만, 성인에게도 꽤 흔하게 나타난다. 피부 마이크로바이옴 연구에서 이 질환이 있는 사람들의 감염된 피부 부위에 유해 박테리아인 스타필로코커스 아우레우스S. aureus가 과잉 분포해 있다는 사실이 밝혀졌다.37 스타필로코커스 아우레우스의 과도한 집단 서식은 피부의 자연 균형과 미생물의 다양성에 부정적인 영향을 끼치고, 이러한 특정 피부 질환의 발생률을 높인다고 알려졌다. 여러 연구에서 균류와 다른 유해한 박테리아가 피부 면역력을 약화시키고 피부를 필요 이상으로 예민하게 만들어 아토피성 피부염의 유발을 부추긴다는 것을 발견했다. 이 연구들은 장내 미생물무리의 불균형과 아토피성 피부염 사이의 다양한 상관관계를 증명했다.38

건선

건선은 피부 표면의 세포가 급속하게 축적되는 만성 자가 면역 질환이다. 긁어서 붉어진 피부 위를 하얗게 일어난 살갗이 덮고 있으며 팔꿈치, 무릎, 두피에서 흔하게 발견된다. 현대에 들어서는 건선이 유전적 질환으로 여겨지지만, 미생물이 건선과 관련이 있다는 사실의 발견은, 건선이 인후염을 일으키는 박테리아와 관련이 있다고 여겨졌던 1950대로 거슬러 올라간다.[39] 최근에는 특정 박테리아 균주, 즉 건강한 피부보다 건선에 더 적극적으로 작용하는 프로테오박테리움Proteobacterium와 스트렙토코커스Streptococcus 그룹 내의 균주가 지나치게 많아 피부 미생물무리의 다양성에 영향을 미친다는 연구결과가 나왔다.[40] 또 다른 연구는 건선이 있는 환자들이 건강한 피부를 가진 환자들보다 미생물 다양성이 적다는 것을 확인할 수 있었다.[41] 건선과 관련된 여러 가지 요소가 있겠지만, 주목할 만한 흥미로운 사실은 건선이 있는 피부 부위는 미생물의 다양성도 부족하다는 사실이 아닐까 싶다.[42]

여드름성 질환

블랙헤드와 화이트헤드부터 여드름에 이르기까지, '여드름성 질환'은 우리가 흔히 '여드름'으로 알고 있는 것을 학술적으로 일컫는 말이다. 우리 삶의 어느 순간에 이 끔찍한 경험을 하게 되지만, 이 악화된 상태가 만성적으로 오래 지속되다 보면 보기 흉한 흉터를 남긴다. 이는 모낭과 피지선의 막힘과 염증이 생겨 상처를 남기는 것을 일컫는다. 미생물의 개입은 여드름성 질환이 생기는 여러 복합적인 원인 중 큰 비중을 차지한다. 프로피오니박테리움 아크네스Propionibacterium acnes는 잡티가 잘 생기는 부위의 미생물무리를 점령하고 마음대로 부리는 지배적 미생물이다. 이 디스바이오시스는 염증을 유발할 수 있으며, 피지의 과다 분비는 이러한 상태를 악화시킨다.[43] 한 연구에서는 이러한 병원체인 균주가 항생제에 내성을 갖게 될 수 있다는 것을 밝혀냈는데, 이는 전반적인 관리만이 여드름을 다스리는 데 가장 효과적이라는 것을 의미한다.[44]

비듬

비듬은 두피에 영향을 주는 질환으로 피부가 벗겨지고 가려움을 동반한다. 오늘날까지 치료에 항진균제 타입의 제품이 주로 사용되고 있지만, 최신 연구에 따르면, 두피 미생물무리의 불균형도 비듬 발생에 주요 요인이 될 수 있다고 한다. 이 조건과 관련된 생리학적 조건을 조사한 한 연구에서는 균류가 아니라 박테리아가 비듬의 심한 정도를 결정하는 가장 중대한 변수라는 것이 밝혀졌다. 연구원들은 두피를 잘 관리하고 건강하게 유지하기 위해서 두피 미생물무리의 균형을 재정비하는 제품들이 미래에는 각광받게 될 것이라고 밝혔다.[45]

민감성 피부

민감성 피부는 정상적이고 건강한 피부라면 아무 일도 일어나지 않을 요인에 반응하여 피부를 건조하고, 따갑고, 화끈거리고, 붉게 만드는 상태를 일컫는다. 연구는 이제 막 걸음마를 시작한 단계이지만, 각질층이 손상되고 피부 pH의 변화에 디스바이오시스가 생긴다는 결과를 발표했다. 이러한 복합적인 영향은 과잉 반응성 또는 민감성 피부의 원인이 될 수 있다.[46]

Good Bacteria for Healthy Skin

3 장

라이프스타일과 피부 마이크로바이옴

2005년에 미국의 암 연구학자인 크리스토퍼 와일드Christopher Wild가 한 사람이 일생 동안 노출되는 환경의 총합을 설명하기 위해 '엑스포좀Exposome'이라는 용어를 만들었다.[47] 생애 동안 눈과 더불어 피부는 다양한 외부 스트레스에 노출된다. 따라서 2016년에 유럽의 과학자들은 '피부 노화 엑스포좀'을 새롭게 정의하고, 각 분야의 전문가들이 협력하여 피부 노화를 촉진하는 여러 엑스포좀에 관해 연구를 진행하였다.[48]

피부 노화 엑스포좀의 요인들은 아래와 같다.

☀ 태양 및 디지털 방사선
☀ 대기오염, 스모그

- ❋ 담배 연기
- ❋ 영양 섭취
- ❋ 스트레스와 수면 부족
- ❋ 화장품[49]

과거 피부 노화에 관한 연구가 '자외선 차단 지수 SPF, sun protection factor'에만 국한되어 이루어졌던 반면, 오늘날에는 더욱 전반적이고 통합적인 개념인 '생명 보호 지수'를 중심으로 이루어지고 있다. 이 연구는 우리를 둘러싼 자연환경인 태양광이나 디지털 광선 및 공해, 라이프스타일, 식단, 정신건강과 같은 다양한 요소가 피부 상태와 노화, 건강에 어떤 영향을 미치는가를 연구한다.[50] 이 과정에서 피부 표면에 있는 다양한 마이크로바이옴을 통해, 피부 노화 엑스포좀에 포함된 이러한 요소 중 일부를 집중적으로 살펴보고, 이들에 대한 잠재적 영향에 관해 초점을 두고자 한다.

우리는 모두 '바이옴 클라우드(BIOME CLOUD)'를 뿜어낸다

우리의 피부 마이크로바이옴은 장내 마이크로바이옴보다 훨씬 다양하고 적응에 능하다. 나이, 유전적 특질, 건강 상태, 주변 환경, 라이프스타일, 애완동물, 우리가 소비하는 음식과 미용 제품들 모두 이 '바이옴 클라우드'에 영향을 준다. 여기서 흥미로운 것은 농촌에 살면 피부 미생물무리를 더욱 다채롭게 만들고 면역력을 증진시켜주는 다양한 미생물들을 쉽게 접할 수 있다는 사실이다.[51] 미생물이 풍부한 토양은 피부 생태계의 유대를 더욱 견고히 만들어주고, 해로운 병원균이 피부에 퍼지는 것을 억제할 수 있는 다양한 미생물과의 접촉 빈도수를 증대시킨다.[52]

반면, 도시화로 인한 녹색 지대의 파괴와 축소는 우리를 이러한 미생물로부터 멀어지게 한다. 이제 우리가 온갖 질병에 대한 면역력과 대응력을 가진 천연 미생물들을 도시에서 접하기란 매우 어렵다.[53] 장과 피부 마이크로바이옴의 다양성 결핍[51]은 자가면역, 염증, 피부, 정신 건강을 악화시킨다.[54] 문명화된 라이프스타일과 급속한 도시화는 연구자들에게 사랑받는 '위생 가설 **Hygiene hypothesis, 어렸을 때 어느 정도 수준의 먼지, 박테리아 등 전염병을 발생시키는 물질에 노출되어야 면역체계가 증진되어 알레르기나 천식에 걸릴 확률이 낮아진다는 가설**'을 버리고, '생물 다양성 가설**Biodiversity hypothesis, 주변에 천연 미생물이 많으면 많을수록 자가 면역 질환에 걸릴 확률이 낮아진다는 가설**'에 주목해야 할 때가 되었음을 시사한다.[55] 즉, 우리가 어렸을 때 우리의 어머니들이 항상 청결을 강조해왔던 것과 달리, '너무 깨끗한' 것이 우리의 건강에 꼭 이롭지만은 않다는 것이다.

～～～～～～～～

세계 알레르기 협회**WAO, World Allergy Organization**의 공동 성명서의 발표 내용에 따르면,

"생물 다양성의 결손은 자연과 인간 미생물군집 간의 상호작용을 감소시킨다. 이는 인간에게 면역 기능 장애와 대응 메커니즘 손상으로 되돌아온다."[56]

～～～～～～～～

각질층과 마이크로바이옴의 콜라보레이션

우리를 둘러싼 것 중 어떤 것이 우리의 피부에 닿는지 생각해보라. 피부 위의 합성 섬유를 비롯해 피부 속 화학 물질에 이르기까지, 이 모든 것에 우리의 피부가 적절히 대응하고 있다니, 정말 놀랍지 않은가? 우리의 피부는 다양한 메커니즘을 통해 정적이기도 하고, 때로는 동적이기도 한 최후의 방어선이다.[57]

우리는 피부를 '장벽'이라고 부르지만, 사실 피부는 필터에 더 가깝다. 환경 미생물, 화학 물질, 부산물들이 피부를 통해 들어와 혈류로 스며들기 때문이다. 다시 말해, 피부의 가장 바깥층인 각질층은 피부 마이크로바이옴이 가장 활발히 활동하는 곳인 셈이다. 각질층과 마이크로바이옴은 긴밀히 협력하여 무엇을 피부 안으로 받아들일지 결정한다. 이러한 각질층과 피부 마이크로바이옴과 주변 환경 간의 끊임없는 소통은 피부뿐만 아니라 면역 체계 전반에 지대한 영향을 미칠 수 있다.[58] 우리 피부의 각질층과 마이크로바이옴이 균형을 이룰 때, 피부는 침입자의 공격에 맞서거나 피하며 적절히 대응할 수 있다. 우리의 피부 마이크로바이옴과 매일 상호작용하는 많은 요소를 아래의 차트에서 한 번 간단히 살펴보자.

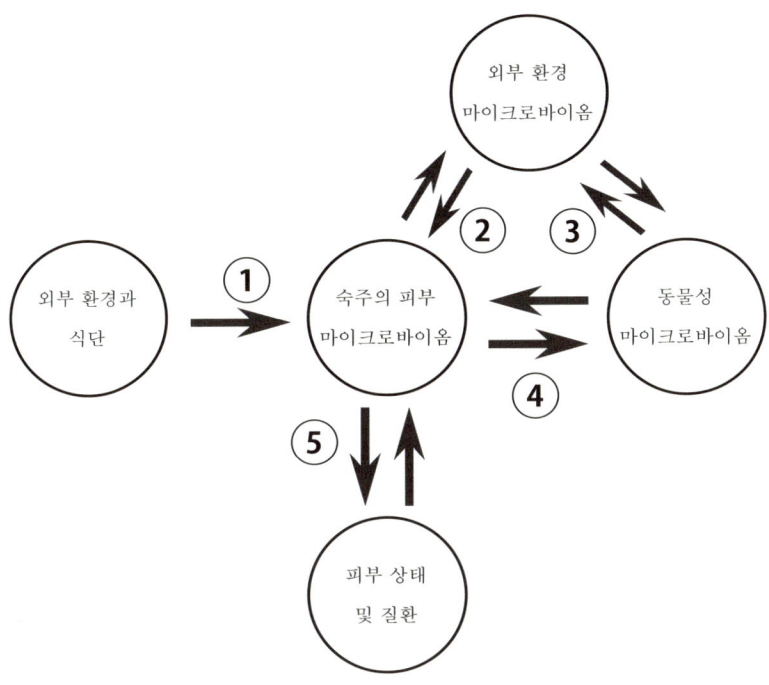

| 그림 3.1 | 미생물과 인간(숙주), 동물, 환경 간의 관계

1. 공해, 식생활, 국소 약물 및 항생물질에 의한 영향 - 대기오염물질과 식생활의 변화, 항생제와 약물의 오남용, 화장품 및 스킨케어, 자외선 등은 피부 미생물의 다양성과 안정성을 해칠 수 있다.
2. 도시화 된 실내 환경 - 건강한 피부와 인간의 마이크로바이옴에 필요한 미생물과의 교류를 방해할 수 있다.
3과 4. 애완동물과 숙주 - 애완동물과 함께 사는 환경은 피부 마이크로바이옴이 다양해지고 튼튼해지는 것에 도움을 준다. 어린이들을 대상으로 한 연구에서 애완동물을 기르는 사람들의 알레르기 발병률이 감소한 것을 보여준다.

5. 피부 미생물이 인체와 질병에 미치는 영향 - 우리를 둘러싼 환경과 라이프스타일은 피부 마이크로바이옴 건강에 영향을 미치며, 이는 차례로 피부의 건강 상태에 영향을 준다. 푸른 풀밭이 있는 자연을 자주 접하지 못한 채 도시에서 오래 살게 되면, 민감성 피부, 여드름, 아토피성 피부염, 습진, 홍조, 비듬과 같은 질환에 대한 면역력과 피부 마이크로바이옴의 다양성이 저하된다.[59]

피부 마이크로바이옴에 영향을 주는 여러 환경적 요인

환경이 피부에 영향을 미치는 몇 가지 방법이 있다. 이 장에서는 피부에 가장 많은 영향을 미치는 자외선 및 디지털 광선과 여러 공해에 대해 살펴볼 것이다.

자외선 및 디지털 광선

자외선과 온갖 공해, 화학 물질들은 우리를 끊임없이 괴롭힌다. 한 임상 시험에서 자외선을 비롯해 컴퓨터와 휴대전화에서 나오는 디지털 광선에 지속해서 노출되면, 피부 노화를 가속하여 중추적인 역할을 하는 산화 스트레스 유발물질을 생성한다고 밝혔다.[60] 방사선에 장시간 노출되는 것은 우리의 자연스러운 피부 생태계를 변화시키는 것으로 나타났다. 연구원들은 이것이 열성 홍반을 일으킬 수 있다고 경고했다. 태블릿, 스마트폰, 노트북과 같은 기기도 자외선 반사를 증폭시킬 수 있다. 한 연구에 따르면, 휴대전화나 태블릿을 사용하지 않는 사람들과 비교했을 때, 휴대전화에서 36%, 아이패드와 같은 태블릿에서 85%까지 자외선 반사율이 증가했다고 한다.[61]

그렇다면 이것이 피부 마이크로바이옴에 어떤 영향을 미칠까? 자외선이 미생물에 미치는 주요 영향 중 하나는 DNA 손상인데, 통상적으로 이것은 피부에 존재하는 미생물 공동체의 생태와 활동을 바꿔 놓는다.[62] 또한, 면역 체계를 억제하기도 한다. 피부 미생물과 면역 체계는 균형을 유지하기 위해 끊임없이 소통한다. 피부 미생물이 힘을 잃으면, 전염성 병원체가 피부에 더 쉽게 침투할 수 있다.[63] 자외선을 너무 오래 쬐면, 상태 회복을 위해 미생물의 수와 활동과 확산에 변화가 일어나게 된다. 이는 면역 체계와 상주 미생물 공동체 간의 정상적인 기능을 손상하여 피부가 더욱 예민해지고 유해한 병원균과 침입자에게 잠재적으로 취약하게 만든다.[64]

공해

최근 들어 환경과학자들은 성인 여드름과 대기오염의 내재적 상관관계를 분석하기 시작했다. 이 연구에서 피부가 대기오염물질에 장기적이고 지속해서 노출되면, 피부 노화가 가속되고 염증이나 알레르기성 피부 질환과도 관련이 있다는 것을 보여주었다.[65] 이는 우리의 피부가 다환방향족 탄화수소 PAHs, 휘발성 유기 화합물VOCs, 산화물, 미립자 물질PM, 오존O3 및 담배 연기와 같은 특정 화학 대기오염물질을 빨아들이는 '스펀지' 역할을 하기 때문이다.[66] 이러한 독소는 피부에 축적되어 모공을 막아 세포 내 산소를 고갈시키고 피부 구조와 기능을 파괴한다.

공해와 피부 마이크로바이옴 간의 내재적 상관관계를 파악하기 위해 중국의 연구원들은 대도시(인구 100만 명 이상)와 거대도시(인구 1,000만 명 이상)에 사는 231명의 여성 자원봉사자들의 피부 샘플을 채취했다. 면봉으로 양쪽 그룹의 뺨에서 미생물을 채취하여 유전자 활동성을 비교 분석하였다. 이 연구에서 거대도시에 사는 여성의 피부 마이크로바이옴과 대도시에 사는 여성들의 피부 마이크로바이옴에는 극명한 차이가 있다는 것을 발견했다. 가장 눈에 띄는 차이점은 거대도시에 사는 여성들에게 미생물 다양성이 적다는 것이다. 그뿐만 아니라 피부 미생물의 다양성과 밀도가 낮은 이 여성들의 피부는 더 취약한 미생물 네트워크를 가지고 있어서 피부가 더 예민하며 이러한 상태가 오래 지속된다는 사실을 알아냈다. 이러한 결과를 통해 연구자들은 거대도시에서 피부 질환의 비율이 더 높은 것은 빈약한 마이크로바이옴이 그 주된 요인이라고 결론지었다.[67]

공해가 우리의 피부 건강에 부정적인 영향을 미친다는 사실은 놀라운 것이 아니다. 여기서 주목해야 할 점은 '오염물질이 우리 피부에 어떻게 영향을 미치는가'이다. 현재까지의 연구 결과에 따르면, 다음과 같은 다양한 발생 경로가 있다.

❋ 일산화탄소, 중금속, 질소산화물, 오존, 이산화황, 휘발성 유기 증기, 미립자 물질 등 대기오염물질은 상주하는 피부 미생물에 산화 스트레스 유발원이 되고, 이는 마이크로바이옴을 와해시켜 피부를 쉽게 손상시킨다.[68]

※ 우리의 피부는 도시오염물질에 노출되면 쉽게 손상될 수 있는 지질과 단백질이 풍부한 세포로 구성되어 있다. 피부 항산화 성분의 결핍은 피부 장벽을 약화시켜 독소가 피부의 더 깊은 층에 도달할 수 있게 한다. 이러한 오염물질은 피부 세포의 정상적인 기능을 상쇄시키는 염증 반응을 유발할 수 있다.[69]

※ 피부 마이크로바이옴은 대부분 각질층에 존재하기 때문에, 정상적인 잔류 피부 미생물들도 대기오염에 영향을 받을 수밖에 없다. 한 연구에서는 오존 하에서 잔류 피부 미생물무리가 50%나 감소한다는 것이 발견되었다.[70] 또한, 미생물 다양성이 감소하면, 프로피오니박테리움 아크네스Propionibacterium acnes, 여드름을 일으키는 주요 균주와 같은 병원균 균주가 활발히 활동한다는 사실도 연구를 통해 확인되었다.[71]

※ 오염 입자가 피부에 붙어 모공을 막아 세포 조직에 전달되는 산소량을 감소시킨다. 이것은 비타민 E와 같은 피부 항산화제의 감소와 더불어 피부 pH와 피지 생성에 변화를 일으켜 염증과 세균 번식에 최적의 환경을 제공한다.[72]

'위생 가설'에 도전하다

우리는 이상하리만치 청소 제품에 집착한다. 살균제와 항균 비누부터 각종 스크럽과 클렌징 제품들이 우리의 피부 마이크로바이옴에게 부정적인 영향을 끼치고 있다.

이러한 소독에 대한 지나친 의존은 유해한 병원균이 새로운 환경에 쉽게 적응하여 우리 피부를 침범할 수 있게 하는 잠재적인 기회를 제공하는 것일 수 있다.[73] 마이크로바이옴은 공생 상태를 유지하기 위해 면역 체계와 긴밀히 협력하는 역동적인 대규모 미생물 공동체라는 것을 잊어서는 안 된다. 과연 우리는 유해한 병원균을 없앤다는 명목하에 사용되는 항미생물제와 항생제를 계속 사용하면서 우리의 건강을 증진시켜주는 '거대 거주자 공동체'와의 공생을 유지할 수 있을까? 그 대답은 그럴 수 없다는 것이다.

그러나 우리의 손은 대부분의 세균 전달의 관문이며 임상 및 병원 환경에서도 흔한 질병 발병원으로 꼽힌다. 박테리아와 바이러스를 제거하는 임상적으로 검증된 항균 비누에는 보통 에탄올, 이소프로판올 또는 n-프로판올이 들어 있다. 이 제품들은 박테리아와 바이러스를 80%까지 제거하는 것으로 나타났다.[74] 비누와 물은 임상 환경에서 선호하는 또 다른 방법이다.[75]

손을 제대로 씻는 7단계

손은 건강관리에서 세균이 전달되는 주요 통로다. 세계보건기구WHO는 해로운 세균의 전염을 예방하고, 의료 관련 감염을 방지하기 위해 7단계의 손 세정 방법을 제시했다. 이 과정은 손의 더러운 정도에 따라 걸리는 시간이 20~60초로 각기 다르며, 알코올 세정제나 비누와 물을 이용한 방법이다. 알코올 세정제는 비누와 물을 사용할 수 없을 때 쓸 수 있는 좋은 대체재이며, 최소한 60% 이상의 알코올이 함유되어 있어야 한다.

1단계 - 손을 적시고, 동전 크기만큼 충분한 양의 세정제를 묻힌다.

2단계 - 손바닥끼리 비비며 문지른다.

3단계 - 각 손등을 문지른다.

4단계 - 깍지 낀 손을 교차시키며 거품을 내준다.

5단계 - 손가락 뒤쪽을 문지른다.

6단계 - 손가락 끝을 문지른다.

7단계 - 엄지손가락과 손목을 문지른다.[76]

~~~~~~~~~~~~~~~~~~~~~~~~~~~~~~~~~~~~~~~

손 씻기를 제대로 하면 세균의 확산과 오염을 줄일 수 있다. 하지만 살균제의 과도한 사용과 의존은 우리 피부의 자연 생태계를 망칠 뿐만 아니라, 유해한 미생물과 환경에 우리의 피부를 더욱 취약하게 만든다. 게다가, 피부는 피부 미생물이 자라기 딱 좋은 pH 5보다 약간 낮은 약산성을 띤다.[77] 그러나 시중에는 pH가 10인 비누도 있다. 한 연구에서 피부 미생물무리가 pH 4~4.5에서 가장 잘 자라고 오래 사는 반면에 pH 8~9의 알칼리성에서는 건강한 미생물들이 교란을 일으키는 것을 발견했다.[78] 세정제의 남용이 우리의 피부 마이크로바이옴을 병들게 한다.

손 세정제뿐만 아니라 국소 및 경구약 또한 피부 마이크로바이옴에 영향을 미칠 수 있다. 한번 생각해보자. 우리는 감염의 확산을 막기 위해 국소 항생제와 항균제를 사용하여 병원성 박테리아의 번식과 증식을 억제한다. 결과적으로 항생제와 항균제들이 미생물 전체에 어떤 영향을 미칠까? 한 마디로 전

멸이다. 비누와 소독제에 대한 우리의 지나친 의존과 항생제의 장기적인 사용은 피부를 건강하게 유지해주는 좋은 미생물 공동체도 박멸한다. 한 동물 연구에서 항생제를 투약한 후 상주 박테리아들이 이에 즉각적으로 반응하였으며, 이와 같은 상태가 며칠 동안 지속되었다는 사실이 밝혀졌다.[79] 항균제는 그 효과가 그다지 강하지는 않았지만, 피부 박테리아 집단에도 작은 변화를 일으켰다. 항생제와 항균제 모두 잠재적으로 해로울 수 있는 병원균 S.아우레우스S. aureus의 성장을 억제하는 데 중요한 박테리아 집단인 스타필로코커스Staphylococcus의 성장과 활동을 감소시켰다. 이들의 투약으로 건강한 박테리아 균주인 스타필로코커스가 원래 서식했던 피부 부위에서 S.아우레우스를 퇴치하는 능력이 100배 이상 감소했다는 것을 발견했다. 연구자들은 항생제와 항균제가 박테리아 감염의 확산을 막기 위해 사용되지만, 그것들은 잠재적으로 해로운 병원균으로부터 피부를 보호하는 상주 피부 미생물무리의 생존력과 균형에 부정적인 영향을 미친다고 결론지었다.[80]

또 다른 연구에서는 가장 흔하게 사용되는 구강 처방 항생제인 아목시실린 Amoxicillin과 아지트로마이신Azithromycin의 효과와 단기적인 사용이 인간의 미생물군집에 어떠한 장기적 영향을 미치는지에 대해 조사했다. 연구원들은 6개월 동안 한 공동 거주인 집단의 대변, 침, 피부 표본을 채취했다. 그들이 구강 항생제를 사용한 지 불과 3일 만에 장과 입에 있는 미생물군집의 다양성에 변화가 일어나기 시작했다. 아목시실린을 7일간 복용한 사람은 미생물무리의 다양성이 가장 크게 변화하고 감소하였다. 이 연구는 흔히 처방되는 항생제가 인간의 건강 유지와 질병 회복에 중요한 미생물군집의 다양성을 지속해서 감소시킬 수 있다고 결론지었다.[81] 항생제는 세계적으로 급성 세균 감염을 해결할 수 있는 매우 중요한 치료제이지만, 장기적으로 봤을 때 그것에 대한 우리의 지나친 의존은 해로운 병원균으로부터 우리 자신을 보호할 수 있는 자연적이고 궁극적인 우리의 능력을 감소시킨다.

건강한 피부 유지를 위해 미생물이 필수적이라는 최근 연구 결과는 위생 제품을 사용하여 모든 미생물을 제거할 필요가 없다는 것을 분명히 보여준다. 오히려, 이러한 제품들은 병원체를 감소시킴과 동시에 피부를 보호하고 공생을 유지해주는 데 도움이 되는 미생물도 감소시키므로 주의해야 한다.[82] 첨단 기술의 도입과 연구를 통해 과학자들은 현재와 미래에 이러한 새로운 유형의 제품을 개발하는 데 도움이 될 새로운 유전 특질과 특정 박테리아 균주의 활동을 끊임없이 연구하고 있다.[83] 이 맥락의 하나로 스킨케어에 대한 프로바이오틱을 5장과 7장에서 더 자세히 다룰 예정이다.

국소 부위용 제품과 화장품

셀프 케어 제품은 신체의 구조나 기능에 변화를 일으키지 않고 신체의 특정 부분이나 모발만을 관리하기 위한 비의료제품을 일컫는다. 클렌징, 토닝, 보습, 수분 보충, 각질 제거, 컨디셔닝, 스무딩, 진정, 탈취, 향수, 스타일링 제품들이 여기에 해당된다.[84]

그리고 우리는 이 제품들에 매우 열광한다. 드럭 스토어에 들어가면, 우리의 피부와 머리카락에 사용할 수 있는 엄청난 수의 제품들에 압도된다. 옛날에는 씻고, 피부에 수분을 공급하고, 자외선 차단제를 바르는 3단계가 피부 관리의 전부였다. 반면 오늘날에는 다양한 제품들과 기기들이 우리를 빛내기 위해 대기하고 있다. 그 밖에도 우리의 아름다움을 위해 파운데이션, BB크림, 아이섀도, 블러셔, 하이라이터, 파우더 등 하루에도 수많은 화장품을 바르고 있다. 환경운동연합EWG, Environmental Working Group이 2,300명을 대상으로 실시한 조사에 따르면, 성인의 경우 하루 평균 126개의 화학성분이 들어 있는 9개의 셀프 케어 제품을 사용하는 것으로 나타났다.[85] 이러한 성분 중 일부는 건강에 해로울 수 있다는 사실이 연구와 미디어를 통해 알려졌다. 이것은 환경운동연합이 화장품에 일반적으로 사용되는 성분과 사용처를 명시한 안전 프로필을 데이터베이스화한 이유 중 하나이기도 하다.[86]

국소 부위용 크림, 파우더, 로션, 스프레이, 기타 화장품들은 피부 마이크로바이옴을 바꿀 수 있는 화학물질과 방부제가 다량 함유되어 있다.[87] 초기 연구에서는 이러한 제품들의 유통기한을 늘리기 위해 사용되는 방부제가 피부 미생물의 다양성과 수를 감소시킬 수 있다고 밝혔다. 최근의 연구에서 이러한 피부 미생물무리의 개체 수 감소와 구성의 변화는 미생물들의 환경 및 적응 방식에 변화를 일으킬 수 있다는 사실을 알아냈다.[88] 흥미로운 사실은, 새롭게 떠오르는 문화적 변화와 자연 친화적인 스킨케어에 대한 수요가 제조사들로 하여금 더 안정적이고 효과적이며 덜 가공된 제품을 생산하도록 기술 개발에 힘쓰게 한다는 것이다. 옹호 단체들의 지지와 점점 더 많은 브랜드의 '깨끗한 아름다움'에의 동참은 간소화한 포장과 라벨에 인쇄된 성분들을 진정으로 이해할 기회를 제공해준다. 정갈한 식사와 깨끗한 아름다움은 슈퍼푸드와 동일한 의미로 성장하고 있고, 식물성 재료가 주류로 점점 자리를 옮기고 있다. 또한, 프리바이오틱스와 프로바이오틱스가 우리의 마이크로바이옴의 독특한 유익과 건강을 담당하는 것도 이에 해당한다. 이것에 대해서는 5장에서 자세히 다룰 것이다.

피해야 할 화학물질 12가지
The Dirty Dozen

요즘 들어 깨끗한 아름다움에 대해 부쩍 많이 듣고 있긴 하지만, 그것은 새로운 화제가 아니라 화장품에 사용되는 화학물질이 건강에 미치는 영향을 더 잘 이해하게 되면서 염려되는 주제로 대두되고 있다. 2010년에 환경운동단체인 데이비드 스즈키 재단은 'Dirty Dozen, 피해야 할 화장품 화학물질'이라는 보고서를 발표했다. 그들은 셀프 케어 제품에 사용되는 8가지 성분 중 1가지는 발암물질, 살충제, 생식 독소, 호르몬 교란 물질 등 산업용 화학 물질이라고 밝혔다. 많은 제품에는 가소제**Plasticizer, 콘크리트를 부드럽게 유지해주는 물질**, 기름 제거제(자동차 부품의 기름때 제거에 사용), 계면활성제(도료나 잉크와 같은 물의 표면 장력을 감소시켜주는 물질)가 포함된다.

이 보고서는 다음과 같은 성분을 'Dirty Dozen'이라고 강조하였다.

1. 부틸레이트하이드록시아니솔**BHA, Butylated Hydroxy Anisole**과 부틸레이트하이드록시톨루엔**BHT, Butylated Hydroxy Toluene**
2. 콜타르**Coal tar**와 염료**dyes**
3. 디에탄올아민**DEA, Diethanolamine**

4. 디부틸프탈레이트DBP, Dibutyl phthalate

5. 포름알데히드Formaldehyde

6. 파라벤Paraben

7. 향료(향수로도 알려진)Parfum (a.k.a fragrance)

8. 폴리에틸렌 글리콜PEG, Polyethylene glycol 화합물

9. 페트로라튬(바셀린)Petrolatum

10. 실록산Siloxane

11. 소듐 라우레스 설페이트SLES, Sodium laureth sulfate

12. 트리클로산Triclosan [89]

식생활

1장에서 언급한 바와 같이, 우리의 장내 마이크로바이옴은 우리의 피부 마이크로바이옴들과 연결되어 있다. 장-피부 축은 여드름성 질환, 아토피성 피부염, 건선과 같은 여러 가지 피부 질환과 관련되어 있다.[90] 염증 및 피부 장벽 문제, '장 누수(소화되지 못한 부산물과 독소가 혈류로 흘러들어 가는 것)'도 피부 건강에 악영향을 미친다. 예를 들어, 장내 세균의 과도한 성장이나 디스바이오시스Dysbiosis는 여드름의 위험을 증가시키는 것으로 밝혀졌다.[91] 소화는 에너지와 영양분을 흡수하고 신진대사와 독소를 배출하는 과정이기 때문에, 영양을 건강한 피부의 핵심 요소로 여겨야 하는 것은 당연하다. 흥미

로운 사실은 매끄러운 피부를 위해 장 건강을 강조했던 것이 이번이 처음이 아니라는 것이다. 1911년에 밀턴 맥**Milton H. Mack**이라는 한 위장병 전문의는 장내 상태가 여드름이나 습진과 같은 피부 질환에 영향을 미치는 것으로 판단해 내장 검사를 받아 볼 것을 권고했다고 알려져 있다.[92]

현대 서구식 식사는 영양소 밀도가 낮고, 영양가가 거의 없거나 전혀 없는 화학적인 물질들이 다량 들어있기 때문에, 많은 만성 질환의 원인으로 지목되어왔다. 우리가 소비하고 섭취하는 모든 것들은 우리의 장 건강과 피부에 고스란히 영향을 미친다. 마치 도미노처럼 말이다. 그 과정은 바로 아래와 같다.

※ 우리의 식생활은 장내 미생물 무리를 변화시키고, 그 변화는 피부에까지 도달한다. 유기체인 우리 몸의 신호기관을 통해 서로 소통하며 다른 지체의 미생물 무리에 영향을 미치고 변화시킨다.
※ 장과 관련된 신호기관들은 피부 미생물무리의 다양성과 활동을 임의로 변화시킬 수 있다.
※ 우리가 식사를 통해 섭취하는 화학물질과 독소는 내장을 돌고 혈류로 들어가 피부 마이크로바이옴에 영향을 미칠 수 있다.[93]

우리는 식생활-장-피부의 밀접한 관계를 간과해서는 안 된다. 많은 요소가 이에 해당하며, 우리가 소비하는 것은 피부 마이크로바이옴의 생태와 건강에 간접적인 영향을 미친다. 장은 음식에서부터 여드름, 염증성 피부 질환, 구강 프로바이오틱 균주에 이르기까지 효과적으로 관리할 뿐만 아니라, 피부 면역 기능을 조절하고 피부 미생물무리의 자연생태에까지 영향을 미친다.[94]

이 장에서 우리는 마이크로바이옴이 우리를 둘러싼 것들에 어떻게 적응하고 변화하는지 배웠다. 우리는 또한 우리가 전형적으로 '좋다'고 생각했던 것들이 실상 피부 마이크로바이옴의 자연적인 안정과 응집력에 해를 끼칠 수 있다는 것도 알게 되었다. 살아 있는 생태계인 우리의 피부 마이크로바이옴은 해로운 침입자들로부터 우리를 보호하고 외부 환경과 상호 작용하면서 적응한다. 건강한 미생물이 잘 자랄 수 있도록 우리가 돌보지 않는다면, 특정한 피부 질환의 위험에 우리를 노출하는 것과 다를 바가 없다. 이에 대한 자세한 내용을 다음 장에서 다룰 것이다.

Good Bacteria for Healthy Skin

4장

피부 마이크로바이옴과 관련된 피부 질환

    이전 장에서 알아본 바와 같이, 역동적이고 살아 있는 생태계로서의 피부 마이크로바이옴에 대한 이러한 새로운 이해는 우리가 우리의 피부를 어떻게 돌볼 것인지에 대한 방식을 바꾸고 있다. 이것은 피부 마이크로바이옴을 보호하고, 영양을 공급하고, 균형을 맞추기 위한 통합적인 접근법과 제품들의 사용을 장려한다.

    이 장은 프리바이오틱스와 프로바이오틱스에 대한 소개와 함께 피부 마이크로바이옴의 상태에 따라 영향받는 질환에 대해 더 상세히 다룰 것이고, 피부를 안팎으로 개선하고 균형을 유지하는 프리바이오틱스와 프로바이오틱스가 상대적으로 얼마나 중요한지 다룰 것이다.

프로바이오틱스와 프리바이오틱스에 관하여

이 책을 읽고 있는 여러분이라면, 한 번쯤은 프로바이오틱스와 프리바이오틱스에 대해 알고 있거나 들어본 적이 있을 것이라고 확신한다. 인간 마이크로바이옴 연구가 진일보함에 따라, 이 둘이 우리에게 주는 건강상의 유익은 계속해서 빛을 발하고 있다. 우리는 단순 식품과 식이 보조식품, 최근에는 스킨케어 제품에까지, 이 둘이 라벨에 있는 것을 자주 보게 된다. 과연 이 둘은 정확히 무엇이고 건강한 피부를 위해 어떤 역할을 할까?

인간의 마이크로바이옴이 우리 건강에 중요한 요소라는 인식이 커짐에 따라, 마이크로바이옴을 번성하게 만드는 방법을 찾기 시작하면서 프로바이오틱스가 주목을 받게 되었다. 프로바이오틱스는 음식이나 식이 보충제로 섭취할 때 우리에게 유익한 영향을 미치는 살아 있는 미생물이다. 프로바이오틱스에 관하여는 장 건강과 면역에 대한 편익과 정신 및 피부 건강(장-두뇌-피부 축 이론)에 대한 영향 때문에 유아부터 성인에 이르는 광범위한 연구가 진행됐다.[95]

대부분의 프로바이오틱스는 요거트나 발효유와 같은 식품에서 일반적으로 소비되는 젖산을 생성하는 박테리아군에 속한다. 식품 제조업에서 프로바이오틱스는 식품의 항균을 담당하며, 맛과 영양소의 가치나 생물학적 가용성을 향상시켜 준다. 프로바이오틱스는 다음과 같은 광범위한 건강상의 이점을 제공한다.

프로바이오틱스는,

✸ pH의 균형을 잡아 장내 건강을 안정시키고, 건강한 장내 미생물을 촉진하며, 유해한 병원체를 해독 및 중화시키고, 식사와 보충제를 통해 섭취한 영양소의 흡수 및 생물학적 가용성을 향상시킨다.

✸ 면역체계를 강화하고 균형을 유지시켜 염증과 체내 알레르기 반응을 관리하는 데 도움을 준다.[96]

최근 들어서야 프로바이오틱스의 인기가 높아졌지만, 사실 프로바이오틱스는 예전부터 우리 가까이에 있었다. 프로바이오틱스는 전통적으로 음식을 발효시키고 유통기한을 연장하는 데 사용되었다. 자연적으로 프로바이오틱스를 함유한 식품으로는 액시도필러스Acidophilus 우유와 요거트, 코티지 치즈Cottage cheese, 배양Cultured 버터와 버터밀크, 케피어Kefir, 김치, 콤부차, 된장, 피클, 발효시킨 양배추 절임Sauerkraut, 간장 등이 있다.[97]

전형적인 서구식 식단은 가공식품과 화학 첨가제가 듬뿍 들어간 식품들이 주류를 이루고 있으므로, 오늘날 우리는 우리의 선대(先代)보다 상대적으로 프로바이오틱스가 덜 풍부한 음식을 소비한다. 개량된 농사법과 가공법 또한 우리 음식의 영양소 밀도를 감소시켰고, 그 결과 우리는 만성 저등급 염증Low-grade inflammation에 시달리게 되었다. 이처럼 지속적인 전신 염증 상태는 우리 몸에 스트레스를 줌과 동시에, 피부의 염증을 포함한 많은 만성 질환이나 질병의 전조가 된다.[98] 프로바이오틱스는 면역과 염증 반응을 조절하는 데 효과가 있으며, 마이크로바이옴과 면역 체계를 개선하여 피부 건강의 균형을 맞추는 데 매우 탁월하다. 물론 프로바이오틱스의 이점에 대한 모든 내용을 단 한 권의 책에 담는 것은 어렵지만, 우리가 이 책에서 얻고자 하는 것은 그들의 긴밀한 관계와 피부 마이크로바이옴에 미치는 영향에 관한 것이다.[99]

프로바이오틱스

프로바이오틱스는 적정량을 섭취했을 때 신체 건강에 유익을 제공하는 살아 있는 미생물을 일컫는다.[100] 프로바이오틱스는 속**Genus, 屬**, 종**Species, 種**, 아종**Subspecies, 亞種**에 따라 분류하고 명명한다. 예를 들면, '락토바실러스 플란타럼 Lactobacillus plantarum HY7714'라는 프로바이오틱의 경우, 여기서 'Lactobacillus'는 속, 'plantarum'은 종, HY7714는 아종(균주)이다.

프로바이오틱스의 특징은 다음과 같다.
1. 숙주에게 유익해야 한다.
2. 제품의 유통 기간 내내 활성화하고 효능이 유지되어야 한다.
3. 여러 소화기관을 거치는 동안 생존해서 장에 안착할 수 있어야 한다.
4. 병원균에 대한 항균 물질을 생성해야 한다.
5. 장내 미생물무리를 안정시키고 건강에 유익해야 한다.

가장 널리 연구되고 사용되는 프로바이오틱스는 젖산 박테리아, 특히 락토바실러스**Lactobacillus**와 비피더스균**Bifidobacterium** 종이다.[101]

주목할 것은 가공과 열처리로 프로바이오틱스가 파괴될 수 있으므로, '살아서 활발하게 장까지'라고 쓰여 있는 문구를 라벨에서 꼭 확인해야 한다.

프리바이오틱스

프로바이오틱스와 프리바이오틱스는 비슷하게 들리지만, 이 둘은 다른 개념이며 각각 다른 방식으로 건강에 유익하다. 프로바이오틱스는 발효 과정을 통해 자연적으로 생겨나는 살아 있는 유익한 박테리아이다. 프리바이오틱스는 과일, 채소, 콩류에 풍부한 식이섬유의 일종이다. 식사를 통해 섭취할 때, 프리바이오틱스는 내장과 결장에 이미 존재하는 미생물의 연료 공급원이 된다. 또한, 좋은 박테리아의 성장과 활동을 자극하여 장내 마이크로바이옴의 건강과 균형을 향상시킨다.[102] 프리바이오틱스는 위산이나 열처리의 영향을 받지 않아 프로바이오틱스보다 안정적이지만, 효능을 위해서는 더 자주 섭취해야 한다. 현대인의 하루 식사에서 일반적으로 섭취되는 2~3g보다 더 많은 약 5g의 프리바이오틱스를 섭취할 것을 권장한다.[103] 가장 일반적인 프리바이오틱스인 이눌린Inulin과 프락토 올리고당Oligofructose은 채소와 식물성 식품에 많이 함유되어 있다. 치커리 뿌리, 양파, 마늘, 귀리, 아스파라거스, 민들레 잎, 보리, 사과 껍질, 돼지감자Jerusalem artichoke, 바나나, 부추, 아마씨, 밀기울Wheat bran, 해초 등은 고밀도의 프리바이오틱스를 섭취할 수 있는 식품원이다.[104]

미생물, 프리바이오틱스와 프로바이오틱스, 그리고 만성 피부 질환

피부는 미생물과 표피세포, 그리고 면역 수용체가 복잡하게 상호작용하는 네트워크다. 미생물 간의 균형이 깨질 경우, 이러한 불균형은 외부 침입자나 피부에 적용되는 제품에 대해 대응하는 면역체계 방식에 영향을 미칠 수 있다. 마찬가지로 피부의 전반적인 건강과 기능에도 영향을 미칠 수 있다. 이때 프리바이오틱스와 프로바이오틱스의 도움이 필요하다. 이와 관련해서 의미 있는 임상학적 증거들이 증가함에 따라, 프리바이오틱스와 프로바이오틱스는 피부 생태계를 정상화하고 만성적인 피부 상태를 개선하는 데 도움을 줄 수 있는 해답을 제공해줄 것이다.[105]

여드름성 질환

여드름은 염증, 산화 스트레스, 요동치는 호르몬과 인슐린 수치, 모낭 내 피지와 케라틴의 과잉 생성 등 다양한 요인에 의해 발생한다. 화이트헤드(혹은 여드름)는 모낭에서 발달하는데, 모낭은 피부의 파편이나 박테리아, 피지로 인해 팽창하고 충혈된다. 지난 몇 해 동안, 성인 여드름이 더 흔해졌다. 전문가들은 다이어트, 생활습관, 스트레스, 공해 등의 외부 요인을 여드름 발생 원인으로 꼽는다. 원인이 되는 여러 가지 요소 때문에, 유럽의 피부과 의사들은 2017년 학회에서 '여드름 엑스포좀Acne exposome'을 만들었다. 이 '여드름 엑스포좀'에는 영양이나 약물을 비롯한 화장품, 오염물질, 기후, 심리 상태, 라이프스타일 등 다양한 분야의 원인도 포함되어 있다.[106]

우리는 앞에서 피부 마이크로바이옴도 여드름과 관련이 있다는 사실을 배웠다. 피부 미생물의 균형과 구성의 변화는 건강한 피부에서 여드름이나 잡티가 발생하기 쉬운 피부로 바뀌는 것과 그 정도에 영향을 미칠 수 있다.[107] 여드름이 잘 생기는 피부는 미생물의 구성이 다양하지 않으며, 일반적으로 존재하는 박테리아인 프로피오니박테리움 아크네스Propionibacterium acnes와

스타필로코커스 에피더미디스Staphylococcus epidermidis 사이의 균형도 깨져 있는 것으로 밝혀졌다.[111] P. 아크네스는 평소에는 지성 피부의 모낭에서 건강한 피부를 유지하기 위해 힘쓰지만, 기회감염병원체Opportunistic pathogen가 될 수도 있다.[108] 피부 미생물무리가 안정적이거나 서로 조화를 이룰 때, S. 에피더미디스S. epidermidis는 P. 아크네스와 상호작용하여 P. 아크네스의 과도한 성장을 막는다. 하지만 건강 상태와 라이프스타일, 환경에 의한 변화가 피부의 모낭에 있는 P. 아크네스를 활성화하고 증식시킬 수도 있다. 이러한 증가는 미생물 다양성을 감소시키고 병원균 코팅Pathogenic coating이나 여드름을 더욱 심하게 만드는 '바이오 필름'을 만든다.[109] 대표적인 치료법으로는 염증이나 병원균의 과다 증식을 진정시키기 위한 국소 및 구강 항생제가 있다. 하지만 항생제는 좋은 미생물과 나쁜 미생물들을 똑같이 없애주는 것으로 밝혀졌다. 게다가, P. 아크네스는 항생제에 내성이 생길 수도 있다.

장기적이고 반복적인 항생제 사용과 다른 치료제들로 인한 부작용은 전문가들에게 여드름 피부에 대한 자연 친화적인 해결책을 도모하도록 부추겼다.[110] 피부 마이크로바이옴에 대한 관심이 높아짐에 따라, 여드름을 퇴치하고 관리하는 데 박테리아의 도움을 받는 것은 매우 타당해 보인다. 프로바이오틱스는 단독으로 먹거나 처방된 약과 함께 복용하면 좋다는 것이 증명되었다.[111] 한 임상 시험에서 프로바이오틱스 보충제는 피부를 맑게 하고 여드름을 눈에 띄게 줄여 주었다.[112] 연구원들은 프로바이오틱스가 염증과 산화 스트레스를 억제하고, 피지 생성을 조절하며, 장내 미생물무리를 적절히 재편성하므로, 식이 보충제로 사용될 때 피부 장벽 기능과 수분을 회복하는 데 도움이 될 수 있다고 말한다. 한 연구에서, 환자의 절반은 표준 치료와 함께

250mg의 L. 액시도필러스L. acidophilus와 B. 비피덤B. bifidum이 들어있는 경구 보조약을 복용했는데, 프로바이오틱을 복용하지 않은 그룹에 비해 더 좋은 경과를 보였다.[113] 또 다른 실험은 항생제인 미노사이클린Minocycline과 결합하거나 결합하지 않은 프로바이오틱의 복용 경과를 비교했다. 연구원들은 프로바이오틱스가 항염 효과와 장기적인 항생제 사용에 뒤따르는 잠재적인 부작용을 줄여주기 때문에 여드름 관리를 위한 해결 방안으로 채택되어야 한다고 결론지었다.[114]

다른 연구는 락토바실러스가 들어있는 발효 유제품이 전체적인 여드름 병변(病變)의 현저한 감소에 도움이 됨을 밝혔고, 12주 이상 섭취했을 때 피지 생성을 조절하는 데 효과가 있다는 것을 발표하였다.[115] 2018년에 연구원들은 성인 여드름이 있는 몇 명의 여성 피실험자들을 대상으로 프리바이오틱 보충제가 미치는 영향을 조사했다. 3개월 동안 기존의 식습관과 생활습관은 동일하게 유지하며, 프리바이오틱스만 보충 섭취한 피실험자들의 혈당 지수가 회복되었고, 이는 피부 상태 개선에도 간접적으로 영향을 주었다고 밝혔다.[116]

이러한 연구 덕분에, 우리는 불규칙한 혈당과 인슐린 수치, 염증, 산화 스트레스가 여드름 생성 원인과 관련이 있다는 것을 알게 되었다. 프로바이오틱스와 프리바이오틱스를 혼합 보완한 신바이오틱스Synbiotics는 전신 산화 스트레스와 염증을 줄여 성인 여드름 개선에도 간접적인 효과를 얻게 한다. 이러한 유형의 연구는 피부의 유기적인 상호작용을 끊임없이 뒷받침해주고 있다. 우리가 소비하는 것은 우리의 피부에 영향을 미치며, 심지어 우리의 피부 건강을 회복하고 균형을 맞출 수 있는 잠재력도 가지고 있다.

특정 국소 프로바이오틱스와 박테리아 균주는 여드름 피부 회복에도 도움이 될 수 있다. 체내외에서 진행된 한 연구에서 프로바이오틱스를 특정 부위에 바르면 피부 미생물무리와 장벽 기능을 정상화하고, 염증을 조절하며, 항균과 잡티에도 효과가 있는 것을 확인했다.[117] 예를 들어, 여드름에 취약한 피부에 부족한 S. 에피더미디스를 발라 어느 정도 발효과정을 거치니 P. 아크네스가 억제되고, 현저히 줄어드는 것을 발견할 수 있었다.[118] 이 연구는 세균의 간섭이 미생물의 득세에 어떤 영향을 주고, 어떻게 피부 상태를 개선할 수 있는지를 처음으로 보여주었다.

다른 프로바이오틱스인 젖산 박테리아도 여드름을 관리하는 데 도움이 된다.[119] 한 실험에서 프로바이오틱스인 엔테로코커스 패칼리스Enterococcus faecalis를 국소 부위에 바르고 8주 후 경과를 보니, 여드름 염증이 50% 이상 감소한 것을 발견할 수 있었다.[120] 7일간 진행된 다른 실험에서는 프로바이오틱스 균주인 스트렙토코커스 써모필러스Streptococcus thermophilus가 피부 보호막을 형성하고 수분을 유지하는 데 도움을 주는 지질Lipid을 생산해 피실험자의 세라마이드Ceramide 생산량을 증가시킨 것으로 나타났다.[121] 세라마이드의 생산 증가는 피실험자의 피부 장벽을 강화하고, 피부를 회복시키고, 지질을 안정화하며, 항균과 잡티에도 효과가 있는 것으로 나타났다. 또 다른 연구에서, 프로바이오틱스 균주인 스트렙토코커스 살리바리우스Streptococcus salivarius는 여드름 같은 피부 염증을 억제하는 것으로 밝혀졌다.[122]

여드름 피부를 대상으로 한 프리바이오틱스의 영향도 임상 시험이 진행되고 있다. 한 연구는 수크로스Sucrose를 상주 박테리아인 S. 에피더미디스의 프리바이오틱 연료 공급원으로 사용했는데, 이 연료는 잡티 개선에도 효과가 있었다. 수크로스를 잡티가 있는 부위에 바르면 미생물의 균형이 회복되고, P. 아크네스의 과잉 성장이 억제되며, 피부가 맑아진다.[123]

아토피성 피부염과 습진(축축한 피부)

아토피성 피부염은 피부 표면이 벌게지거나 벗겨지고 참을 수 없는 가려움을 동반하는 피부 질환이다. 아토피성 피부염은 습진에 포함되는 개념이지만, 이 둘은 혼용하거나 다양한 피부염을 설명하는 일반적인 용어로 쓰이는 경우가 많으므로 유의해야 한다.

우리가 배운 대로, 미생물들은 우리의 면역 체계와 소통하며 우리를 둘러싼 외부 환경으로부터 유해한 병원균이 침입하는 것을 차단하고 보호한다. 미생물의 다양성은 균형 잡힌 건강한 피부를 유지하는 데도 중요하다. 아토피성 피부염의 경우 일반적으로 건강한 박테리아가 덜 다양하다.[124] 이러한 디스바이오시스는 아토피성 피부염의 주요한 원인으로 여겨지며, 치료를 위해서는 새로운 접근법이 필요함을 암시해준다.[125] 발표된 17개의 연구를 체계적으로 검토한 결과, 아토피성 피부염은 매우 낮은 미생물의 다양성과 스타필로코커스 아우레우스 **Staphylococcus aureus**와 스타필로코커스 에피더미디스 **Staphylococcus epidermidis**의 과잉과 관련이 있는 것으로 밝혀졌다.

연구원들은 피부 미생물무리 내의 디스바이오시스 상태가 아토피성 피부염을 유발하는 주요 요인이라는 것을 확인했다.[126] 뿐만 아니라, 역학 연구는 음식 알레르기와 피부 관리에 대한 우리의 철저한 관리법과 과도한 클렌징(위생 가설)이 아토피성 피부염의 진행을 촉진하는 요인이라는 것을 보여준다.[127]

피부 마이크로바이옴 지식을 활용하고, 아토피성 피부염 같은 질환에 대한 미생물 디스바이오시스를 다루다 보면, 피부에 대한 새로운 관리 및 치료 방법의 방향을 정할 수 있게 된다. 2015년, 아토피성 피부염에 대한 피부 마이크로바이옴의 역할을 연구하는 캐나다의 피부과 전문의들은 다음 사항에 동의했다.

1. 아토피 환자의 피부 병변이 있는 피부 부위와 없는 부위의 피부 마이크로바이옴이 다르다.
2. 아토피성 피부염의 악화와 박테리아 다양성의 감소에는 강력한 상관관계가 있다.
3. 항산화 성분과 항균 성분이 함유된 제품을 사용하면 아토피성 피부의 미생물 다양성을 높일 수 있다.[128]

프로바이오틱스로 장과 피부 미생물무리가 재생된다는 것은 지금까지의 수많은 임상 시험의 여러 결과를 통해서 확인할 수 있다.[129] 연구를 거듭할수록, 프리바이오틱스와 프로바이오틱스의 사용이 아토피성 피부염을 완화하는 데 효과가 있다는 증거들이 곳곳에서 발견되고 있다. 가장 효과적인 치료를 위해서 적절한 종(균주), 투여량 및 사용 기간이 어느 정도인지가 새로운 문제로 대두되고 있다.[130] 아토피성 피부염을 앓고 있는 3개월에서 6세 사이의 유아와 소아를 대상으로 7가지 프로바이오틱스 박테리아와 프리바이오틱스인 프락토 올리고당**FOS, Fructo-Oligosaccharide**의 신바이오틱 혼합물의 효과를 증명하기 위한 특별한 연구가 진행되었다. 연구원들은 프로바이오틱스와 프락토 올리고당의 혼합물이 아이들의 질환 증세를 호전시켰다고 보고했다.[131]

식이 및 프로바이오틱 보충제는 염증 반응이나 알레르기 과잉반응을 조절하고, 이는 장내 미생물무리에 이로우며, 결과적으로 아토피성 피부 질환을 진정시키는 데 효과가 있다는 결론에 도달했다.[132]

건선(건조한 피부)

건선은 팔꿈치, 무릎, 몸통 등 건조한 피부 부위에 가장 자주 나타나며, 피부가 붉어지고 살갗이 하얗게 일어나는 증상을 동반한다. 건선은 전 세계 인구의 2~4%에 해당하는 사람들이 겪고 있는 면역 매개 및 염증 질환이다. 유전적 영향 외에도, 박테리아 감염과 디스바이오시스, 항생제 치료, 식생활 같은 여러 환경적 요소가 건선을 악화시킬 수 있다.[133] 특히 스트렙토코치 **Streptococci, 인후염을 일으키는 박테리아**는 약 50여 년 전에 건선의 잠재적인 유발 요인으로 보고되었다. 최근 몇 년 동안 건선 피부 부위는 건강한 피부에 비해 미생물 다양성이 적고 건강을 증진시키는 상주 박테리아의 디스바이오시스가 있는 것으로 밝혀졌다.[134]

또한, 피부 세포의 급격한 축적을 일으키는 특정 미생물에 의한 알레르기 반응 때문에 피부가 하얗게 일어난다는 것도 밝혀졌다.[135] 추가적인 연구는 스타필로코커스 아우레우스와 말라세지아 균**Malassezia fungi**을 포함한 몇몇 미생물이 건선의 악화와 관련이 있음을 암시했다.[136]

특히 프로바이오틱스인 락토바실러스를 사용하여 장-피부 미생물무리를 재조정하는 것은 건선으로 일어난 피부를 관리하는 것에 있어 매우 효과적인 방법이 될 수 있다. 연구원들은 락토바실러스 파라카제이**Lactobacillus paracasei**를 매일 복용한 건선 환자들은 피부 민감도와 피부 장벽 기능과 수분 상태가 개선되었다는 것을 발견했다. 대신에, 한 동물 연구에서는 락토바실러스 펜토서스Lactobacillus pentosus가 피부 질환과 관련된 염증 반응을 억제할 수 있다는 것을 보여주었다.[137] 식습관을 바꾸는 것 또한 건선 예방에 도움이 되는 것으로 밝혀졌다. 이 질환이 있는 환자들은 특히 글루텐에 예민하므로, 글루텐이 없는 식생활을 유지할 때 피부 건강 상태가 좋아졌다.[138]

민감성 또는 반응성 피부

피부가 예민하여 조그마한 자극에도 쉽게 반응한다면, 거의 모든 자극에 붓거나 화끈거리고 따끔거리며 붉어지는 증상을 경험할 수 있다. 손상된 피부 장벽, 피부 pH의 변화, 장내 미생물무리의 디스바이오시스는 피부 면역 반응과 그 미생물 공동체 모두에 영향을 미칠 수 있다. 이러한 요인들이 민감성 피부 반응을 일으킨다. 프리바이오틱스를 국소적으로 사용하면, 이러한 민감성 피부 부위에 작용하거나 미생물의 공생을 불필요하게 재설정해주는 박테리아의 성장을 감소시켜 피부의 민감도를 완화할 수 있다.[139] 건강한 성인 여성 40명을 대상으로 프리바이오틱인 갈락토 올리고당Galacto-oligosaccharides만을 섭취하거나 프로바이오틱인 비피도박테리움 브레브Bifidobacterium breve와 함께 섭취했을 때, 피부 장벽과 수분이 4주 만에 크게 개선되었다. 또한, 프리바이오틱스와 프로바이오틱스를 모두 함유한 합성 보충제만으로도 피부 질환을 일으킬 수 있는 장내 독소가 감소하는 것으로 밝혀졌다.[140]

비듬

비듬은 전 세계 인구의 약 50%가 겪고 있으며 피지, 미생물 대사, 디스바이오시스와 같은 세 가지 요인에 영향을 받는다. 우리의 두피는 수분을 증가시켜 촉촉함을 유지해주는 땀샘과 피지선을 생산하는 피지 분비샘으로 덮여있다. 피지 분비는 10대부터 30대 중반까지 가장 활발하고, 그 이후에는 감소하기 시작한다. 피지는 또한 박테리아와 균류의 성장과 활동을 위한 음식물이기 때문에 피지의 과잉은 두피의 미생물무리에 영향을 미칠 수 있다는 것을 의미한다.[141] 비듬은 두피에 말라세지아Malassezia라고 불리는 특정 균류 집단의 과잉 성장과 활동이 있을 때 생긴다. 이 균류는 피부세포 생성을 자극하는 지방산을 많이 만들어 하얗게 부스럼이 일어나게 한다.[142] 디스바이오시스일 때 세균성 미생물도 비듬을 악화시킬 수 있다.[143]

140명의 여성을 대상으로 한 임상 시험에서 두피의 마이크로바이옴의 박테리아와 균류의 다양성을 살펴본 결과, 건강한 두피에서는 스타필로코쿠스 에피더미디스에 대한 프로피오니박테리움 아크네스의 비율이 비듬이 있는 두피에 비해 더 높았다. 게다가, 박테리아는 특히 건강한 머리카락과 두피를 위하여 비오틴, 비타민 B6, 니코티네이트Nicotinate, 라이신Lysin과 같은 필수 비타민과 아미노산을 공급하는 데 필요하다. 이 연구를 비롯한 다른 여러 연구에서 나온 결론은 두피 미생물무리(특히 스타필로코쿠스의 활동을 억제하면서 프로피오니박테리움 활동을 강화하기 위한)의 균형을 돕는 제품들이 건강한 두피를 더 잘 관리하고 유지해준다는 것이다.[144]

두피 마이크로바이옴에 있어서 박테리아의 중요성이 점차 커짐에 따라, 프로바이오틱스는 향후 비듬에 대한 치료제로 두각을 나타낼 것으로 보인다. 유럽의 한 연구에서는 비듬이 심한 건장한 성인 남성에게 프로바이오틱스인 락토바실러스 파라카제이 NCC 2461 (ST11)**Lactobacillus paracasei NCC 2461(ST11)**를 복용시켰다. 56일 후 두피의 염증이 눈에 띄게 개선된 것을 볼 수 있었다. 이 연구는 별다른 부작용 없이 두피 마이크로바이옴을 회복하고, 피부 보호막과 피부 면역 체계의 균형감과 견고함을 되찾아 주었기 때문에 프로바이오틱스가 비듬에도 긍정적인 효과가 크다고 결론지었다.[145]

이러한 연구를 통해 이제 우리는 비듬이 불균형한 두피 마이크로바이옴, 피지 과잉 생산, 피부 pH의 변화, 헤어 제품 사용의 증가, 과도한 샤워 등과 같은 여러 요소로부터 비롯된다는 것을 안다. 프로바이오틱 보충제와 국소 샴푸에 초점을 맞춘 새롭고 통합적인 접근법은 두피 건강을 회복하고 비듬의 여러 문제를 최소화하는 데 더욱 긍정적인 결과를 기대할 수 있게 한다.

광노화

우리는 태양이 우리 피부에 안 좋다는 것을 안다. 또한, 우리가 나이를 먹을수록 자연적으로 발생하는 피부 항산화 시스템은 느려지고, 환경 스트레스 요인에 더 쉽게 굴복하게 된다(3장에서 논의한 바와 같이). 시간이 지남에 따라 광노화의 가시적 영향으로는 미세한 선과 주름의 발달, 피부 톤과 탄력성의 상실, 피부 두께와 주기의 약화, 과도한 색소 침착, 염증과 충혈된 모세혈관, 피부 수분 손실 등이 있다.[146]

자외선이 피부 마이크로바이옴에게 미치는 영향에 관해 많은 연구가 진행된 것은 아니지만, 다양한 미생물들이 자외선에 특정 민감성을 가지고 있을 수 있다는 증거들이 나오고 있다. 우리 피부의 미생물들은 건강한 피부를 유지하기 위해 면역 수용체와 긴밀하게 소통한다. 그래서 태양광이 우리 피부의 면역 체계를 약화시킬 때, 자외선과 관련된 피부 미생물무리에도 변화가 일어날 수 있다. 우리는 이제 미생물 공동체의 미세한 변화가 평형을 깨뜨릴 수 있고, 피부의 면역 반응에 부정적인 영향을 미칠 수 있다는 것을 알고 있다.[147]

좋은 소식은 프로바이오틱스의 섭취가 피부 노화를 늦추고, 만성적인 태양 노출에 대한 피부 면역성을 제공하는 데 매우 효과적인 대안이 될 수도 있다는 것이다.[148] 건강한 여성들이 카로티노이드 항산화제Carotenoid antioxidant와 함께 프로바이오틱인 락토바실러스 존스니Lactobacillus Johnsonii를 10주 동안 복용하는 임상 시험이 진행되었다. 복용하지 않은 그룹에 비해 보충제를 복용한 여성들은 햇볕에 노출된 후 피부가 더 빠르게 회복되는 것으로 나타났다.[149] 건조하고 빛에 의해 노화된 피부를 가진 여성들을 대상으로 12주간 진행된 다른 실험에서는 프로바이오틱인 락토바실러스 플란타럼 HY7714Lactobacillus plantarum HY7714를 복용한 후, 주름의 정도와 피부 수분과 탄력성이 현저하게 개선되었음을 보여주었다.[150] 또한, 락토바실러스 액시도필러스Lactobacillus acidophilus와 락토바실러스 람노서스Lactobacillus rhamnosus를 포함한 여러 프로바이오틱스 균주는 장기적인 태양 노출에 의한 노화 영향을 줄이거나 퇴치하는 데 효과가 있다는 것이 입증되었다.[151]

우리가 피부 면역체계의 조절에 미생물의 중요성을 알게 되면서, 만성적인 태양 노출과 관련된 피부 스트레스를 물리칠 때 프로바이오틱스를 섭취하는 것은 매우 합리적인 선택으로 보인다.

홍조

홍조는 피부가 자주 붉어지거나 피부의 만성적인 붉음과 관련이 있다. 그것은 보통 볼, 코, 턱에 가장 두드러진다. 피부 생태계를 망치는 모낭충 진드기와 말라세지아 균류의 과잉, 장내 미생물무리 내의 헬리코박터 파일로리 **Helicobacter pylori** 감염 등 여러 요인이 홍조를 유발할 수 있다. 불규칙한 피부의 지방산 구성도 홍조의 특징이다. 그것은 피부를 건조하게 함과 동시에 미생물의 균형에도 영향을 준다.[152]

장과 피부 마이크로바이옴 간의 균형을 회복하는 것은 홍조를 완화하는 데 중요하다. 식단 개선과 더불어 락토바실러스나 비피더스균과 같은 프로바이오틱을 프리바이오틱스와 함께 섭취하는 것은 전통적인 치료 방식으로 장과 피부 건강을 회복시키는 것의 일환이 될 수 있다.[153]

미생물과 피부 마이크로바이옴에 관한 연구는 첫걸음 단계이다. 건강한 피부를 유지하는 데 미생물이 피부와 내장, 면역 체계에 관여하는 복잡한 관계를 이제 막 밝혀내기 시작했다. 미생물이 디스바이오시스 상태에 있을 때, 그들은 피부 면역과 신진대사에 지대한 영향을 미칠 수 있고, 특정한 피부 질환을 유발할 수 있다.

이때 프리바이오틱스와 프로바이오틱스를 이용한 식단이나 보충제 또는 국소 관리를 통해 피부를 안정시키고 견고하게 만들어 준다. 이 방법은 건강하고 균형 잡힌 피부를 위한 새롭고 유망한 최적의 접근법이 되고 있다.

이제 5장에서 더 자세히 살펴보도록 하자.

Good Bacteria for Healthy Skin

5장

프리바이오틱스와 프로바이오틱스에 대한 이해

 우리는 앞 장에서 피부 세포와 면역 체계가 지속해서 미생물들과 공존하고 소통하며 우리의 피부를 건강하게 유지해준다는 것을 배웠다. 또한, 우리의 피부 상당 부분에 상주하는 몇몇 주요 박테리아 집단에서는 우리의 생화학적 특질과 라이프스타일이 각각의 바이옴 클라우드의 미생물 종류와 수의 다양성에 영향을 준다는 사실을 알게 되었다.

 4장에서는 프리바이오틱스와 프로바이오틱스가 피부 면역력을 유지하고, 유익한 박테리아의 성장을 촉진할 수 있다는 것에 대해 다뤘다. 체계적인 진단을 통해 프리바이오틱스와 프로바이오틱스의 경구 요법(그리고 이 장에서 학습할 포스트바이오틱스까지)은 어린이와 성인의 아토피성 피부 질환을 예

방하고 치료할 수 있다.[154]

최근 몇 년 동안 프리바이오틱스와 프로바이오틱스가 선풍적인 인기를 끌었음에도 불구하고, 음식이나 음료, 식이 보충제, 스킨케어 제품의 성분 라벨을 읽을 때, 그것들이 무엇이고, 무엇을 찾아야 하는지에 대한 많은 혼란이 여전히 존재한다. 이 장에서는 여러분이 정확한 정보에 입각한 선택을 할 수 있도록 프리바이오틱스 및 프로바이오틱스의 몇 가지 기본 사항에 관해 설명할 것이다.

프로바이오틱스란

프로바이오틱(Probiotic)이라는 용어는 그리스어에서 유래되었는데, 이는 '생명을 위한(For life)'이라는 뜻이다. 그 후 1960년대에 공식적으로 '하나의 미생물에 의해 분비되어 다른 미생물의 성장을 촉진하는 물질'로 정의되었다. 그로부터 10년 후에는 '장내 미생물 균형에 기여하는 유기체 및 물질'이라는 정의가 추가되었다. UN 식량농업기구와 세계보건기구WHO가 합의한 오늘날의 프로바이오틱스 정의는 '적절한 양을 투여하면 숙주에게 건강상의 이익을 주는 살아있는 미생물'이라고 명시하고 있다.[155]

프로바이오틱스는 자연적으로 몸 안팎에 존재하며, 식사와 보충제를 통해 섭취하거나 피부에 도포하여 보충할 수 있다.

식품, 음료, 보충제, 스킨케어, 의약품에 함유될 수 있는 일반적인 프로바이오틱 미생물에는 다음과 같은 것들이 있다.

락토바실러스 종 Lactobacillus sp.	비피도박테리움 종 Bifidobacterium sp.	엔테로코커스 종 Enterococcus sp.	스트렙토코커스 종 Streptococcus sp.
L. 액시도필러스 (L. acidophilus)	B. 비피덤 (B. bifidum)	E. 패칼리스 (E. faecalis)	S. 살리바리우스 (S. salivarius)
L. 카제이 (L. casei)	B. 아돌레센티스 (B. adolescentis)	E. 패슘 (E. faecium)	S. 디아세틸락티스 (S. diacetylactis)
L. 델브루에키 (L. delbrueckii) 아종. 불가리쿠스 (ssp. bulgaricus)	B. 애니멀리스 (B. animalis)		S. 인터메디우스 (S. intermedius)
L. 셀로비오서스 (L. cellobiosus)	B. 인판티스 (B. infantis)		
L. 커베터스 (L. curvatus)	B. 써모필러스 (B. thermophilus)		
L. 퍼멘텀 (L. fermentum)	B. 롱검 (B. longum)		
L. 락티스 (L. lactis)			
L. 플란타럼 (L. plantarum)			
L. 루테리 (L. reuteri)			
L. 람노서스 (L. rhamnosus)			
L. 브레비스 (L. brevis)			
L. 존스니 (L. johnsonii)			
L. 가세리 (L. gasseri)			
L. 펜토서스 (L. pentosus)			

| 표 5.1 | 프로바이오틱 미생물 종

프로바이오틱스의 일반적인 유익

프로바이오틱스는 다음과 같은 다양한 건강상의 이점을 제공한다.

✺ pH의 밸런스를 유지해 장내 건강을 정상화하고, 건강한 장내 미생물무리를 촉진하며, 유해한 병원균을 해독 및 중화시키며, 식단과 보충제를 통해 영양소의 흡수 및 생체이용성을 향상시킨다.

✺ 면역체계를 강화하고 균형을 유지시켜 염증과 체내 알레르기 반응을 조절한다.

✺ 영양소의 생물학적 가용성을 증대시킨다.

✺ 체중 관리 및 원활한 신진대사를 지원한다.

✺ 장의 상태가 두뇌 활동에도 영향을 주어 정신적 스트레스나 우울증과 같은 정서적 상태를 개선한다.

✺ 피부의 균형과 건강을 유지해 준다.[156]

건강한 피부를 위한 프로바이오틱스

프로바이오틱 미생물을 음용하거나 국소 부위에 도포하여 우리 피부의 건강 상태를 향상시킬 수 있다. 다양한 임상학적 증거들은 이 미생물들이 우리 피부의 건강과 외모를 향상시킬 수 있다는 것을 보여준다.[157] 당신은 그림 5.1에서 프로바이오틱스가 우리의 피부 마이크로바이옴에 도움을 줄 수 있는 다양한 방법을 볼 수 있다.

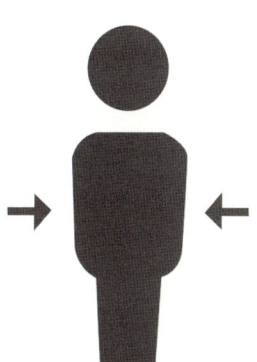

음용
• 피부 면역, 염증 조절 및 개선
• 알레르기 유발 물질 또는 만성 피부 질환과 관련된 과민성 면역 반응 감소
• 외부 환경 침입자 및 오염물질로부터 피부를 보호하는 항산화 성질이 있음
• 장내 유해한 병원균이 피부조직에 도달하기 전 중화

국소 부위 도포
• 항균 및 항미생물 효과 있음
• 건강한 피부 장벽 기능 및 자연 보습 촉진
• 피부 세포 재생 지원
• 피부 본연의 항균 방어력 향상
• 염증 조절
• 상처 치료 또는 감염으로부터 보호

| 그림 5.1 | 건강한 피부를 위한 프로바이오틱스의 역할

프로바이오틱스는 음용 및 국소 부위 도포를 통해 다음과 같이 피부에 도움을 준다.

✺ 외부 환경 침략자 및 오염물질로부터 보호한다.

✺ 피부 미생물무리의 균형을 유지해 공생 상태가 오래 지속되도록 도와준다.

✺ 음용 또는 국소 도포를 통해 유해한 병원균의 과잉 성장을 억제하고 해독해 준다.

✺ 민감하고 만성적인 피부 상태에 대한 항염증 및 항알레르기 효과를 제공해준다.

✺ 피부 장벽을 강화해주고, 세라마이드 생산을 촉진하며, 피부의 수분 증발을 막아 준다.

※ '좋은' 피부 미생물이 건강한 피부를 유지하기 위해 영양소를 생산 및 제공한다.[158]

이제 우리는 프로바이오틱스가 제공하는 놀라운 이점들을 알게 되었으니, 프로바이오틱스의 규정 방식과 라벨링 해석에 대해 조금 더 알아보도록 하자.

프로바이오틱스
= 새로운 식품? 식이 보충제? 의약품?

많은 프로바이오틱 제품들이 식품 및 식이 보충제, 천연 건강 제품, 기능성 식품과 의약 보조 제품으로 전 세계의 시장에서 판매되고 있다. 프로바이오틱스의 입지와 규제는 나라마다 규정이 다르므로 많은 혼란을 가져왔다. 따라서 프로바이오틱 제품을 선택할 때, 특정 건강상의 이점이나 필요사항을 비롯해 전체적인 안전성과 유효성을 살펴보아야 한다. 제품의 생산처, 제조 및 패키지를 제대로 구분하고 판단하는 것이 중요하다.[159]

캐나다는 현재까지 프로바이오틱스의 효능을 규정하고 승인하는 가장 진보적인 국가 중 하나이다.

또한, 건강 전문가와 소비자가 프로바이오틱스 제품을 구매할 때, 정확한 정보에 입각한 선택을 하도록 돕기 위해 캐나다는 다음과 같은 기준을 충족하는 상업용 프로바이오틱스에 대한 임상 가이드 및 승인 목록을 고안해냈다.

※ 일반적으로 미국(FDA, 식품의약품안전청)과 캐나다(Health

Canada, 캐나다 보건부)에서는 천연 제품 번호가 있는 프로바이오틱 균주를 안전하다고 인정한다.
* 각 제품에 존재하는 특정 균주가 유익하다고 검증된 임상학적 증거가 있어야 한다.
* 여러 균주가 함유된 제품의 경우, 증거는 지정된 조합에 의한 것이어야 하며, 다른 프로바이오틱 균주에 대한 증거에서 추론된 것은 인정하지 않는다.[160]

프로바이오틱스- 효능과 라벨링 해석

시중에는 매우 다양한 종류의 프로바이오틱스가 있으므로, 다음에 나오는 것은 제품이나 보충 라벨이 어떻게 생겼는지 보여주기 위한 단편적인 예일 뿐이다. 일부 라벨에는 특허받은 혼합물 Proprietary Blend(아래 참조)이 있기도 하고, 일부 국가의 라벨에는 해당 제품에 들어있는 각 균주의 정확한 집락의 수를 나타내는 CFU colony-forming units가 명시되어 있기도 하다. 확실한 건 프로바이오틱스에 대해 더 많이 알고 있을수록 좋다는 것이다. 그래서 나는 여러분에게 해당 프로바이오틱스 제품의 재료, 제조자, 효능뿐만 아니라 그 효능 뒤에 숨겨진 연구들도 찾아볼 것을 추천한다. 시장에 있는 여러 회사의 제품들을 비교하다 보면, 라벨에서 믿을 만하고 질 좋은 제품을 생산하기 위해 엄격한 과정을 거쳤다는 것을 쉽게 발견할 수 있다. 이런 약간의 조사는 언제든 추천한다.

프로바이오틱 보충 라벨을 읽는 방법의 예는 다음과 같다.

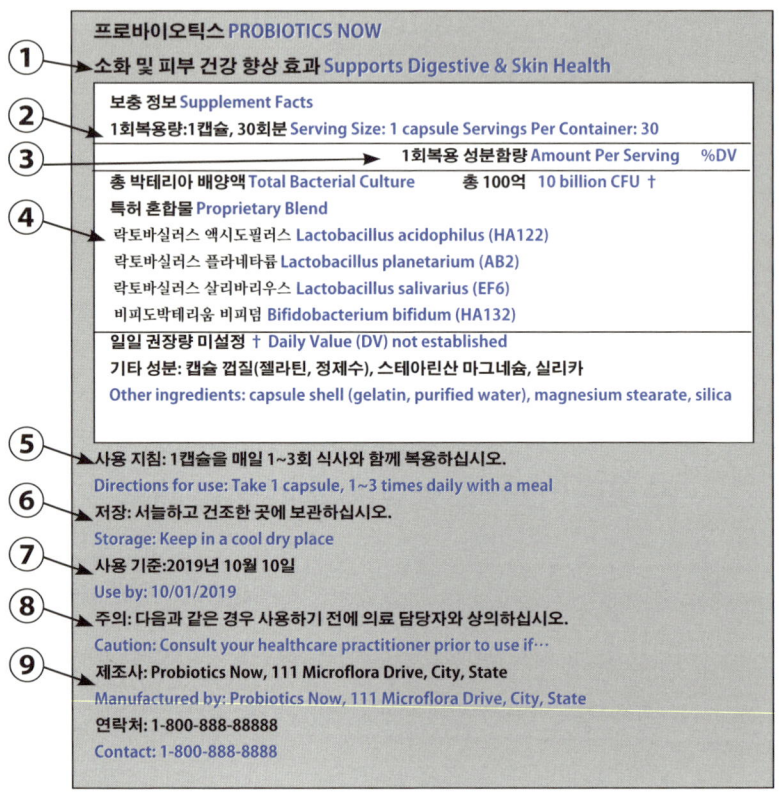

① 효능

② 1회 복용량

③ 1회 복용 성분 함량 CFU(Colony-Forming Units)

④ 속Genus, 종Species, 아종Subspecies에 근거한 특정 프로바이오틱 박테리아 분류

⑤ 목적에 맞는 건강 증진을 위해 하루 권장되는 총복용량 기준

⑥ 제품 및 유통기한의 안정성을 유지하기 위한 제조업체가 제안하는

보관 조건

⑦ 해당 날짜까지 사용할 경우 가장 효과적인 제품

⑧ 관련 질환 및 알레르기에 관한 사전 공지

⑨ 제조업체 연락처 정보

프로바이오틱스는 어떻게 상용화되는가?

프로바이오틱스의 상업적 생산은 고도의 기술을 요구하며, 유통과 판매를 위해서 프로바이오틱 균주가 안정적으로 살도록 격리하는 데는 많은 단계가 필요하다. 이러한 박테리아는 다양한 식품과 천연 공급원으로부터 추출된 후, 안전한 소비를 위해 정교한 제조 과정을 거쳐 배양되고 처리된다. 프로바이오틱스는 처리 및 보존 방법, 산소, 산도 및 염분 농도와 같은 외부 환경에 매우 취약하며, 이는 프로바이오틱스 생존 가능성에 지대한 영향을 미친다.[161]

제품 형태에 넣을 때, 그것들은 다른 처리 단계를 수반하는 액체나 가루에 달라붙게 된다. 가루 형태를 예로 들어보자. 다음 단계는 엄격한 규제와 품질 관리 하에 처리될 것이다.

1. 유제품이나 비유제품에서 박테리아를 배양하여 발효시킨다.
2. 혼합물을 원심분리하여 식품 혼합물로부터 박테리아를 분리하고 격리시킨다.
3. 프로바이오틱스 균주를 동결건조하여 과잉 수분이나 산소를 제거한다.

이후 과정에서도 우리가 섭취한 프로바이오틱스가 소화관을 통과할 때 박테리아 세포 구조를 보호하고 생존 가능성을 향상하기 위해 캡슐로 코팅하는 등 부가적인 조치가 취해질 것이다.[162] 프리바이오틱 식이섬유와 비타민C는 프로바이오틱스의 좋은 연료가 될 수 있다. 이들을 함께 결합시키는 것은 프로바이오틱스를 활동적이고 '살아 있는' 안정적인 상태로 유지할 수 있게 해주는 역할을 한다. 프로바이오틱스는 다른 식이 보충제보다 유통기한이 짧긴 하지만, 대체로 1년 동안은 초기 세포의 90% 정도가 유효한 상태로 유지된다. 최근의 새로운 제조 기술은 프로바이오틱스 제품들의 유통기한을 연장시키고 있으며, 최대 2년의 유효성을 보장하는 제품들도 속속 등장하고 있다. 개봉 후에는 1~3개월 이내에 사용해야 한다.

프로바이오틱스의 위대한 도전
- 스트레스 테스트에서 살아남기(소화)

프로바이오틱스 균주는 소화 과정에서 소화 효소, 낮은 pH, 위액, 담즙을 견뎌야 제 효과를 발휘할 수 있다. 프로바이오틱스의 역할은 내장에서 살아남고 장에 달라붙어 건강에 유익해야 한다. 프로바이오틱 균주마다 각기 다른 소화 환경의 장애물을 통과할 수 있는 내성이 다르다. 예를 들어 락토바실러스균Lactobacillus은 비피더스균 속Bifidobacteria genus보다 낮은 pH 환경에서 더 잘 견딘다. 가혹한 소화 과정을 견디고 소화관에 달라붙어 서식할 수 있는 프로바이오틱 균주는 건강 증진에 기여하게 된다.[163]

프로바이오틱스가 장 내부를 여행할 때, 그들은 상주 미생물들과 상호작용을 한다. 그들이 장내 미생물군집과 면역체계에 미치는 영향은 궁극적으로 우리의 피부 건강에 영향을 미친다.

프로바이오틱스는 어떻게 분류되는가?

프로바이오틱스 박테리아는 속**Genus**, 종**Species**, 아종**Subspecies**(해당되는 경우에만)과 특정 균주**Strain**를 나타내는 영문자와 숫자에 의해 식별된다.[164]

이러한 균주 지정 시스템은 프로바이오틱스를 식별하는 것뿐만 아니라, 그들의 고유한 특성과 메커니즘 및 건강 증진 효과에 대한 구체적인 정보 파악에도 도움이 된다.[165]

프로바이오틱스의 복용량으로 어떤 단위가 적절할까?

아직까지도 프로바이오틱스 제품에 대해 논의되고 있는 한 가지 쟁점은 레벨에 표시되는 프로바이오틱스의 단위이다. 일부 프로바이오틱 라벨은 무게에 기초한 미터법 단위인 mg(밀리그램)을 채택하고 있다. 다른 제품들은 생산 시 제품에 들어있는 활성 박테리아의 양이나 수의 군집 형성 단위 **CFU, Colony-Forming Units**를 사용하고 있다. 대부분의 나라는 재료를 무게로 표시하도록 요구하는데, 이것은 산업의 모순과 소비자 혼란을 야기시켰다. 프로바이오틱 제품의 라벨을 읽을 때, 중요한 것은 제공된 프로바이오틱스의 무게가 아니라 건강상의 이점을 제공하는 활성 미생물의 수라는 것을 잊어서는 안 된다. 이 때문에 2018년 식품의약품안전청**FDA, The Food and Drug Administration**은 라벨의 프로바이오틱스 측정 단위로 CFU를 승인하는 지침의 초안을 발표했다. 고품질의 프로바이오틱스를 찾을 때, 총 CFU와 프로바이오틱스 균주의 결합을 밀리그램 양과 비교해 보기를 권한다.[166] 프로바이오틱스와 프리바이오틱스의 대표적 국제 학회인 ISAPP The International Scientific Association for Probiotics and Prebiotics가 권고한 바와 같이, 가장 효과적인 프로바이오틱 복용량은 단위당 1억~500억 CFU 이상이다.[167]

모든 프로바이오틱스가 동일한 공정 과정을 거치는 것은 아니다.

제조 온도에서부터 소화 생존과 장내 밀착, 피부의 국소 부위에 바르는 방식에 이르기까지 다양한 요인들이 프로바이오틱스의 효과에 영향을 미칠 수 있다. 당연히 균주에 따라 그 효과도 다양하다. 예를 들어 피부 건강을 위해 프로바이오틱스를 찾을 경우, 피부 건강에 대한 강조 표시가 있는 특정 균주를 제공하는 식품이나 보충제 또는 스킨케어 제품을 구매해야 한다(109페이지 참조). 또한, 제품 효과를 극대화하기 위해서는 프리바이오틱스와 함께 들어 있는 다양한 균주들의 공생학적 조화도 살펴보길 추천한다.

프로바이오틱스는 안전할까?

주요 건강 협회 및 임상 시험의 증거에 따르면, 프로바이오틱스는 일반적으로 소비하기에 안전하다고 한다. 섭취 시에는 반드시 라벨을 읽고 사용 설명서를 따를 것을 추천한다. 예를 들어, 임신 중이거나 자가 면역 질환 또는 단장 증후군 Short bowel syndrome이 있는 경우, 국제생존생물과학회의 ISAPP는 프로바이오틱 제품을 사용하기 전에 의료 전문가와 상담할 것을 권고하고 있다.[168]

프로바이오틱스는 어떻게 보관해야 하는가?

보관 권장 사항은 라벨을 참조하면 자세히 알 수 있다. 종류와 제조 공정에 따라 일부 프로바이오틱스 제품들은 냉장보관을 필요로 하지 않는다. 냉장보관이 필요치 않을 시, 서늘하고 건조한 장소에 보관하면 된다. 프로바이오틱스는 살아 있는 미생물이기 때문에 유통기한과 보관 방법에 유의해야 한다.

포스트바이오틱스(Postbiotics)란 무엇인가?

제조기술이 향상되고 있지만, 프로바이오틱스의 생물학적 이용 가능성, 안정성, 유통기한을 둘러싼 몇몇 난제들은 전문가들이 포스트바이오틱스 Postbiotics에 관심을 갖게 만들었다. 포스트바이오틱스는 숙주에게 유익한 프로바이오틱 미생물로부터 생겨난 비활성 부산물이다.[169] 포스트바이오틱스에는 박테리오신Bacteriocin, 유기산, 에탄올, 디아세틸, 아세트알데히드, 과산화수소가 있다. 또한, 항병원성 특성이 있으며, 피부 콜라겐 생성을 촉진하고, 건강한 피부 장벽을 유지시켜준다.[170] 보충제나 스킨케어 제품에서 프로바이오틱스가 분해하거나 죽게 되면 이러한 대사물질은 제품 내에서도 존재하게 된다. 포스트바이오틱스에 대한 연구는 이러한 비활성 부산물이 갖는 안정성과 잠재적인 건강상의 이점 때문에 장기적인 관점에서 어느 정도는 건강에 유익한 활성 성분이 될 수도 있다는 것을 암시한다. 커지고 있는 포스트바이오틱스 시장에 주목하라!

프리바이오틱스란

프로바이오틱스와 프리바이오틱스는 비슷하게 들리지만, 실제로는 다른 것을 지칭하기 때문에 신체 안팎에서의 기능 또한 다르다. 프리바이오틱스는 박테리아가 아니라 대장 내부나 피부에 사는 좋은 박테리아가 먹고 사는 소화되지 않은 식이 섬유이다.[171] 가장 많이 연구된 프리바이오틱스로는 프락탄Fructan(프락토 올리고당FOS, Fructo-oligosaccharide과 이눌린Inulin)과 갈락탄Galactan(갈락토 올리고당GOS, Galacto-oligosaccharide)이 있다. 둘 다 소화관 내에서 프로바이오틱인 락토바실러스와 비피더스균을 왕성하게 만드는 능력이 있다. 이 밖에도 잘 알려진 프리바이오틱스에는 올리고프락토스Oligofructose와 락툴로오스Lactulose가 있다.[172]

프리바이오틱스는 탄수화물 섬유로, 장과 피부 미생물군집에 긍정적인 영향을 발휘하여 이로운 변화를 줄 수 있다. 장과 피부 미생물군집에 의한 프리바이오틱스의 발효를 통해, 프리바이오틱스는 좋은 박테리아에 주요 에너지원을 공급하고, 장과 피부의 건강을 증진하는 박테리아의 활동과 서식 증대에 중요한 역할을 한다.[173]

프리바이오틱스의 천연 공급원

프리바이오틱	공급원
프락토 올리고당 (Fructo-oligosaccharide)	양파, 부추, 아스파라거스, 치커리, 마늘, 귀리, 돼지감자(Jerusalem artichoke),
이눌린 (Inulin)	아가베(Agave), 바나나, 치커리, 민들레, 마늘, 돼지감자, 양파, 야생 얌(Yam)

이소말토 올리고당 (Isomalto-oligosaccharide)	미소 된장, 간장, 청주, 꿀
락툴로오스 (Lactulose)	탈지 우유
유과 올리고당 (Lactosucrose)	유당
갈락토 올리고당 (Galacto-oligosaccharide)	렌틸콩, 병아리콩, 완두콩, 리마콩, 강낭콩
대두 올리고당 (Soybean oligosaccharide)	콩류
자일로 올리고당 (Xylo-oligosaccharide)	죽순, 과일, 야채, 우유, 꿀
아라비노자이란 올리고당 (Arabinoxylan oligosaccharide)	곡물
저항성 전분 (Resistant Starch)	콩(류), 탄수화물이 많은 과일이나 야채(플랜튼, 바나나, 고구마, 옥수수), 통곡물

| 표 5.2 | 프리바이오틱이 함유된 식품

    프리바이오틱스는 이러한 좋은 박테리아(프로바이오틱스)들이 잘 성장하여 장과 피부 미생물군집 내의 공생 상태가 잘 유지되도록 돕는다. 그들은 또한 미생물들의 면역 체계를 강화하고 철분, 칼슘, 마그네슘을 포함한 식이 미네랄의 생체이용률을 향상시킬 수 있는 단쇄지방산Short-chain fatty acid과 같은 건강에 이로운 대사물질 생산에도 도움을 준다. 게다가, 프리바이오틱스는 뼈를 튼튼하게 해주고, 염증을 다스리며, 건강한 신진대사의 촉진을 돕는 것으로 밝혀졌다.[174] 프로바이오틱스와 프리바이오틱스의 국제 학회ISAPP는 이러한 복합적인 건강 증진 효과를 바탕으로 프리바이오틱스를 '건강상의 이점을 제공하는 숙주 미생물이 선별적으로 활용하는 기본 물질'이라고 정의한다.[175] 미생물의 연료로 간주해도 큰 무리가 없을 듯하다. 박테리아가 충분한

양의 프리바이오틱스를 공급받으면, 그들은 잘 성장하여 우리가 알고 있는 '공생' 상태를 유지하고 보호한다.

모든 프리바이오틱스는 섬유질로 분류되지만, 모든 섬유질이 프리바이오틱은 아니다. 섬유질이 '프리바이오틱'의 자격을 갖추기 위해서는 다음과 같은 성질을 가지고 있어야 한다.

❋ 소화관 내에서 녹지 않거나 부분적으로만 녹는다.
❋ 소화관의 산도와 효소를 견뎌야 하고 위와 장의 상층부에서 흡수 되어야 한다.
❋ 유익한 장내 박테리아에 의해 발효가 잘되어야 한다.
❋ 건강 증진과 관련된 장내 세균의 성장 및 활성화를 촉진한다.[176]

프리바이오틱스는 다양한 형태로 음식에 풍부하게 있기 때문에, 충분히 섭취하는 것은 그리 어렵지 않다. 그렇다면 과연 어느 정도 섭취해야 할까? 전문가들은 프리바이오틱스의 효과를 기대한다면 더 자주 섭취해야 한다고 말한다(현대식 식사에서 일반적으로 소비되는 2~3g보다는 하루에 약 5g의 프리바이오틱을 섭취해야 한다).[177] 식품, 기능성 식품(식사를 통해 섭취하는 것 이외에 건강 증진을 위해 특정 영양소가 첨가된 식품), 분말과 식이 보조식품에서 쉽게 섭취할 수 있지만, 모두 섬유질의 한 형태라는 것을 잊어서는 안 된다. 따라서 섭취량을 천천히 늘려가며 소화 기관의 적응에 도움이 되도록 수분을 충분히 보충해주는 것이 좋다. 대부분의 식물성 식품은 섬유질의 훌륭한 공급원이며, 그중 몇 가지에는 프리바이오틱스가 매우 풍부하다.

우리는 고섬유질 시리얼, 통곡물, 과일, 채소, 견과류, 씨앗, 그리고 콩류를 먹음으로써 더 많은 식이 프리바이오틱을 섭취할 수 있다. 이에 해당하는 식품 목록을 살펴보자.

- 채소 - 돼지감자, 치커리, 마늘, 부추, 샬롯Shallot-양파의 한 종류, 양파, 양배추
- 콩류 - 병아리콩, 렌틸콩, 강낭콩, 구운 콩, 대두
- 과일 - 바나나, 수박, 자몽
- 곡물 - 기울Bran, 보리, 귀리
- 견과류 및 씨앗 - 아몬드, 피스타치오, 아마씨드

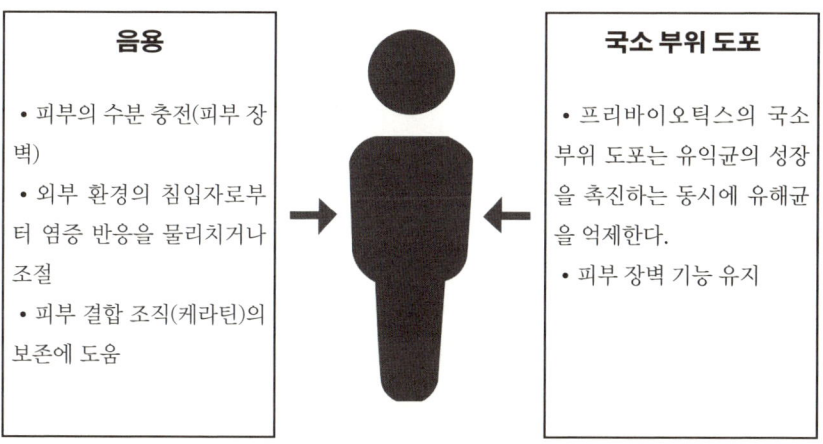

| 그림 5.2 | 건강한 피부를 위한 프리바이오틱스의 역할

또한 저 포드맵 식단Low-FODMAP diet, 과민성 대장증후군에 도움이 되는 식단으로 임상학적으로 권장하는 저발효 탄수화물 식단과 같은 특수식을 실천하고 있는 경우, 프리바이오틱이 풍부한 식단을 짜기 전에 의료 전문가와 상의해야 한다.[178] 우리

는 다음 장에서도 식단을 통한 프리바이오틱스 섭취에 대해 더 논의할 것이다.

건강한 피부를 위한 프리바이오틱스

최근 몇 년간 프리바이오틱스는 피부 상태 개선에도 효과가 있는 구성 성분으로 부상했는데, 식이요법과 국소 부위 도포를 통해 잠재적인 효과가 나타났다. 초기 임상 연구에서는 프리바이오틱스가 아토피성 피부염과 같은 알레르기나 면역 관련 증상을 완화하는 데 도움이 된다고 보고했다. 더욱 최근의 연구에서는 단독 또는 프로바이오틱스와 함께 특정 프리바이오틱스를 복용할 시, 태양 노출과 관련된 피부 스트레스와 염증 반응을 완화하는 데 도움을 줄 수 있다는 것을 발견했다. 또한, 촉촉한 피부를 오랫동안 유지해주고, 피부 장벽 기능을 개선하며, 피부의 핵심 구조 단백질인 콜라겐과 케라틴의 약화와 조직 손실도 방지하는 것으로 나타났다.[179]

신바이오틱스(SYNBIOTICS)
- 프리바이오틱스와 프로바이오틱스의 시너지 효과

프로바이틱스는 소장과 대장에서 가장 활성화되는 반면, 프리바이오틱스는 주로 대장에서 발견된다. 이 둘은 장내 건강 증진을 위해 협력한다. 기능성 식품, 보충제 또는 스킨케어 제품 내에서 프로바이오틱스와 프리바이오틱스가 결합한 개념을 신바이오틱스 Synbiotics라고 한다. 임상 연구에서는 식이 프리바이오틱스와 함께 프로바이오틱스를 섭취하는 것이 프로바이오틱스의 장내 내성과 안정성을 높인다는 보고가 있다. 이 둘의 결합은 장과 피부 미생물군집의 환경을 개선하고 균형을 이루어 프로바이오틱스의 안정성이 향상될 수 있도록 도와준다.[180] 프로바이오틱 균주와 까다로운 절차를 거쳐 선별된 프리바이오틱스는 특정 프로바이오틱 박테리아의 성장과 안정성을 효과적으로 향상시킬 수 있어야 한다.

일반적으로 사용되는 일부 신바이오틱 혼합은 다음과 같다.

✹ 락토바실러스 속Lactobacillus genus 박테리아 + 이눌린(특히 치커리 뿌리에 풍부하다)

✹ 락토바실러스Lactobacillus, 스트렙토코쿠스Streptococcus, 비피더스균 속Bifidobacterium genus 박테리아 + 프락토 올리고당FOS, Fructo-oligosaccharides

✹ 락토바실러스, 비피더스균, 엔테로코쿠스 속Enterococcus genus 박테리아 + 프락토 올리고당

✹ 락토바실러스, 비피더스균 속 박테리아 + 프락토 올리고당

✹ 락토바실러스, 비피더스균 속 박테리아 + 이눌린[181]

임상 시험에 따르면, 신바이오틱스는 장내 락토바실러스와 비피더스균을 증가시키고, 장내 미생물군집의 균형을 잡는 데 유용하다. 신바이오틱스는 항균, 해독, 체중 관리, 혈당 균형, 면역력 유지, 항알레르기성 효과 등 다양한 이점을 가지고 있다.[182]

40명의 영유아를 대상으로 아토피성 피부염 치료에 관한 한 연구에서, 연구원들은 7개의 프로바이오틱 균주를 프리바이오틱 프락토 올리고당과 결합했다. 이 신바이오틱 보충제를 섭취한 지 8주가 지나자, 아이들의 피부 상

태의 심각성이 어느 정도 개선되었다는 상당한 성과가 있었다.[183] 이것은 신바이오틱스가 단독으로 사용되는 프리바이오틱스나 프로바이오틱스에 비해 피부 상태 및 균형 개선에 더 효과적임을 보여준다.

스킨 케어 제품 속 프로바이오틱스

사람들이 피부 마이크로바이옴에 관심을 갖게 되면서, 피부 및 헤어케어 제품 어디에서나 프로바이오틱스가 등장하고 있다. 이 제품들은 피부 표면에 좋은 박테리아를 투여하면 잡티를 줄이고, 주름을 막고, 비듬을 제거하고, 수분을 보충할 수 있다고 장담한다. 3장에서 배웠듯이, 과도한 세안이나 특정 셀프 케어 제품, 향료 사용은 피부 미생물군집을 변화시킬 수 있다. 과연, 스킨 케어 제품에 '좋은 박테리아'가 들어 있다는 업계의 말이 옳다고 할 수 있을까?

하지만 다양한 균주들이 피부에 특정한 이점을 제공하는 것은 타당하므로 프로바이오틱스가 어떻게 피부에 도움을 줄 수 있는지를 이해하는 것이 중요하다. 즉, 피부에 프로바이오틱스가 든 화장품을 바르려고 할 때, 여러분이 그것을 통해 얻고자 하는 효과가 정확히 무엇인지를 고민해 보아야 한다.

프로바이오틱의 국소 부위 도포에 관한 연구는 경구 요법 연구만큼 진전되지는 않았지만, 특정 프로바이오틱스 추출물은 피부 표면에 바르면 항염증, 항균, pH 균형, 항노화, 보습에 효과가 있다고 알려져 있다.[184]

프로바이오틱스가 피부에 효과가 있으려면 일단 피부에 '달라붙어' 있어야 한다. 예를 들어, 생체 외 연구에서 밝혀진 피부 케라틴 세포에 더 잘 달라붙는 프로바이오틱 균주로는 락토바실러스 액시도필러스 LA-5 *Lactobacillus* acidophilus LA-5, 락토바실러스 델브루에키 Lactobacillus delbrueckii, 락토바실러스 액시도필러스 LA-10 Lactobacillus acidophilus LA-10, 락토바실러스 파라카제이 LA-26 Lactobacillus paracasei LA-26, 비피도박테리움 락티스 B-94와 Bb12 Bifidobacterium lactis B-94와 Bb12 등이 있다.[185] 일단 프로바이오틱스가 피부에 달라붙을 수 있다면, 그것은 병원균의 과성장을 억제하고 피부 미생물군집과 건강을 개선할 수 있는 자격을 부여받게 된다. 또한, 프로바이오틱스의 대사물질인 포스트바이오틱스나 바이오액티브(프로바이오틱스보다 피부에 더 유익할 수 있는 화합물)를 생성하여 다음과 같은 이점을 제공할 수 있다.

※ 아세트산이나 젖산 같은 유기산들 - 병원균의 과성장을 억제하기 위해 피부 pH를 낮추고 재조정하며, 염증을 조절하고 피부 보습에 도움이 된다. (락토바실러스 액시도필러스 LA-10 L. acidophilus LA-10 과 파라카제이 L-26 L. paracasei L-26)

※ 히알루론산 - 피부 장벽 기능 개선, 수분 및 조직 재생을 돕는다. (락토바실러스 람노서스 FTDC 8313 L. rhamnosus FTDC 8313과 L.가세리 FTDC 8131 L. gasseri FTDC 8131)

※ 스핑고미엘린 분해효소 Sphingomyelinase - 세라마이드 생산에 필수적인 효소이다. (스트렙토코커스 써모필러스 S. thermophilus)

※ 리포테이코 산 Lipoteichoic acid - 락토바실러스 플란타럼 KCTC10887BP L. plantarum KCTC10887BP(pLTA) 등 유익한 프로바이오틱스에 한해서 피부 보호를 촉진하고 염증을 억제하는 것으로 밝혀진 박테리아 구성 성분이다.[186]

실로 대단하지 않은가? 하지만 잠깐, 한 가지 더 생각해 볼 것이 있다. 셀프 케어 시장에서 프로바이오틱스의 급속한 성장에 대해 일부 피부과 전문의와 업계 전문가들은 국소 부위 제품의 전반적인 효능에 회의적인 반응을 드러냈다. 각국의 연구를 통해 보다 공식적인 규제를 채택하며 국소 부위 도포용 프로바이오틱스에 대한 이해를 넓히려 하고 있지만, 여전히 석연찮은 부분들이 많이 남아있는 것도 사실이다. 보스턴에서 열린 2018 피부 마이크로바이옴 회의에서 피부과 의사 린다 카츠**Linda Katz**박사는 다음과 같은 몇 가지 질문을 했다.

- 프로바이오틱스는 국소 부위용 제품에서 과연 생존할 수 있으며 효과가 있는가?
- 제품의 정확한 목표와 기능, 이점은 무엇인가?
- 프로바이오틱스는 박테리아이기 때문에 미생물 오염도 테스트를 통해 적절히 관리되고 규제되어야 한다. 이것과 관련하여 제대로 관리되고 있는가?
- 어떻게 다양한 국가에서 동일한 표준 도입 및 규제를 할 수 있는가?[187]

프로바이오틱스는 몸 안팎에 존재하며 피부에 도포될 수 있는 살아 있는 미생물이라는 것을 잊어서는 안 된다. 그들은 면역체계에 미치는 영향과 장과 피부 내 미생물의 균형을 유지함으로써 인체 전반에 유익하다. 프로바이오틱스의 연료 공급원인 프리바이오틱 섬유질은 건강한 장과 피부 미생물군집을 유지해주는 좋은 박테리아를 잘 자라게 도와주며 해를 끼치는 미생물을 막아준다. 기능성 식품, 보충제 또는 스킨케어 제품과 적절히 결합할 경우, 그들은 서로 시너지 효과를 발휘함으로 더 강력한 건강상의 이점을 제공할 수 있다.

프로바이오틱스가 피부 건강에 미치는 영향
(경구 요법 및 국소 부위 도포)[188]

프로바이오틱스	피부에 미치는 궁극적인 영향 (임상학적 근거에 기반을 둔)
비피더스균 종 (Bifidobacteria species)	면역 반응 조절 및 피부 민감도와 관련이 있다.
락토바실러스 액시도필러스 (Lactobacillus acidophilus)	여드름 개선에 효과가 있다.
락토바실러스 불가리쿠스 (Lactobacillus bulgaricus)	여드름 개선에 효과가 있다.
락토바실러스 플란타럼 (Lactobacillus plantarum)	피부 염증 반응을 조절하거나 진정시켜 준다.
락토바실러스 델브루에키 (Lactobacillus delbrueckii)	아토피성 피부염 치료에 효과가 있다. 민감한 피부를 진정시켜준다
락토바실러스 파라카제이 (Lactobacillus paracasei)	피부 장벽을 유지해 준다. 아토피성 피부염 치료에 효과가 있다.
락토바실러스 람노서스 (Lactobacillus rhamnosus)	UV와 외부 스트레스 요인으로부터 보호해준다. 아토피성 피부염 치료에 효과가 있다.
락토바실러스 루테리 (Lactobacillus reuteri)	표피의 각질형성세포를 보호해준다. (각질형성세포, Keratinocytes- 표피에서 가장 많이 발견되는 세포 형태)
락토바실러스 살리바리우스 (Lactobacillus salivarius)	아토피성 피부염 치료에 효과가 있다.

| 표 5.3 | 프로바이오틱과 피부 건강

프로바이오틱스가 들어있는 제품을 구매하고자 할 때 고려해야 할 5가지 요소는 다음과 같다.

1. 사용 및 섭취와 관련하여 - 효과를 극대화하기 위해 제품을 어떻게 사용해야 하는가? 해당 제품의 목적은 무엇인가? 지켜야 할 건강과 관련된 금지 사항이 있는가?

2. 균주**Strain** - 제품의 목적(예: 노화 방지, 건조함, 민감함 또는 특정 피부 상태 개선)과 관련된 적절한 균주가 함유되어 있는가? 그 목표는 실현 가능한가? 임상학적으로 검증되었는가? 식이 제품의 경우, 밀리그램이 아닌 CFU로 수가 표기되어 있는가?

3. 기술 - 제품의 성분과 배합이 임상학적 근거가 있는가? 이것이 회사 주도의 마케팅을 위한 연구인가, 아니면 의학 또는 보건 관련 저널에 게재되어 같은 계열 연구자들에게 충분히 검토되고 임상학적으로 검증된 것인가? 적법한 자격을 가진 제3자의 공정한 보건 전문가 또는 공인 협회에 의해 인정받은 제품인가?

4. 안정성 - 제품 라벨에 기재된 유통기한과 유효기간이 어떻게 되는가? 이상적인 유효기간 유지 및 제품 효율 증대를 위해 어떻게 보관해야 하는가?

5. 인증 마크 - 제품 및 제조 관행**GMP, Goods and Manufacturing Practices**에 맞게 규제되고 적격한 제조 시설 내에서 생산된 제품인가? 포장에 타사 테스트 및 인증 마크가 있는가?

우리가 이미 알고 있는 것처럼, 피부는 우리의 몸과 환경 그리고 우리를 둘러싼 모든 미생물과 끊임없이 상호작용을 하고 있다. 식단이나 보충제 또는 국소 부위 도포를 통한 프리바이오틱스와 프로바이오틱스는 우리의 피부를 매일 공격하는 유해한 병원균이나 외부 환경 공격자들로부터 우리의 피부를 맑고 빛나며 탄력 있게 유지하는 데 도움이 될 수 있다.

지금까지 건강한 피부에 대한 프리바이오틱스와 프로바이오틱스의 중요성과 공로에 대해 알아봤으니, 이제 그들을 일상생활에 더 효율적으로 활용할 수 있는 방법들을 찾아보고자 한다.

Good Bacteria for Healthy Skin

6장

미생물에게 친화적인 영양소

우리의 피부는 우리 내면의 건강과 웰빙을 투영하는 거울이다. 이 책의 첫 머리에서 우리는 장-피부 축과 거대한 미생물 집단이 어떻게 면역과 호르몬, 신경전달물질 수용체 경로를 통해 서로 의사소통하고 수용하는지에 대해 배웠다. 그들의 의사소통은 간접적으로 보이지만, 장과 피부 안에 있는 미생물들은 완전히 통합된 하나의 시스템이고, 그들의 기능과 균형은 우리의 전반적인 건강과 웰빙에 필수적이다. 장-피부 축을 생각해본다면, 우리의 위장에서 소화되고 있는 음식물이 피부 전반에 영향을 미친다는 것은 충분히 설득력이 있어 보인다.

영양학자로서, 나는 우리의 건강을 위해서 크게 다음의 세 가지가 중요하다고 종종 말하곤 한다.

1. 어떤 영양소를 섭취하는지
2. 그 영양소들은 얼마나 잘 소화되고 흡수되는지
3. 우리 몸이 오염물질을 얼마나 잘 중화시키고 제거하는지

만약 이 세 가지 요소 모두가 제대로 충족되지 않는다면, 우리의 피부에 적신호가 켜지는 것은 자명한 일이다. 그리고 우리가 지금껏 살펴본 건강한 미생물과 프리바이오틱스의 놀라운 효능은 바로 여기서 나타난다. 충분한 영양 섭취와 규칙적이고 건강한 생활 습관은 우리 몸의 마이크로바이옴을 인체 안팎으로 잘 자라게 해줄 것이고, 장성한 장내 미생물 공동체들은 우리가 건강한 피부와 신체를 가질 수 있도록 도와줄 것이다.

피부 건강을 증진하는 좋은 영양분

요즘 들어 영양 섭취와 피부 관리 개념 사이의 벽이 점점 더 허물어지고 있고, 대형 마트 통로에서부터 스킨 케어, 메이크업 브랜드에 이르기까지 너나 할 것 없이 '내면의 아름다움'을 내세우며 자신의 제품을 홍보한다. '병 속에 희망(Hope in a jar)'이라는 개념은 단순히 피부의 결점을 감추거나 시간을 거스르는 것에서 벗어나 우리의 피부를 보호하고 가꾸는 본질 이상의 포괄적인 방법을 의미한다. 이제 이것에 대한 흥미로운 내용은 언론 매체의 단골 기사가 되었다.

2장에서 피부의 기본 생리학에 대해 살펴보았던 것을 기억하는가? 새로운

피부 세포는 더욱 깊은 피부층에서 생성되어 점차 표피층으로 밀려 올라간다. 만약 우리의 영양 상태가 고르고 소화 또한 별 탈 없이 진행된다면, 영양분은 혈류를 통해 이 피부층에 도달하게 된다. 그곳에서 영양분은 건강한 피부 세포 재생을 촉진하고 피부의 구조적 온전함을 보호하고 유지한다. 일반적으로 피부 세포는 3~4주에 한 번씩 재생되지만, 노화나 열악한 식단, 불규칙한 생활 습관은 피부 세포 대사의 속도를 늦춘다. 피부 세포의 느린 신진대사는 재생된 피부 세포의 표피층 도달을 늦추고, 그 결과 죽은 피부가 쌓여 칙칙하고 고르지 못한 피부가 된다. 각질 제거로 표피층에 축적된 각질 부스러기를 관리해주는 것도 중요하지만, 건강한 피부를 위해 우리의 입으로 어떤 음식을 섭취하는지도 그만큼 중요하다. 최상의 피부 상태를 위해서는 신체 안팎으로 지속적인 영양공급과 관리가 필요하다.

당신이 먹고 소화하고 흡수하여 잘 성장한 모든 것이 곧 당신이다

우리가 피부 마이크로바이옴에 대해 배운 것과 미생물이 우리의 몸과 외부 환경에 어떻게 대응하고 적응하는지를 생각해보면, 이 작은 미생물들이 우리의 건강과 웰빙 전반에 미치는 엄청난 영향에 놀라지 않을 수 없다. 흥미롭게도, 마이크로바이옴은 개개인의 영양 산업을 이끄는 주체이다. 당신의 장내 미생물군집 상태를 가정에서 쉽게 확인해볼 수 있는 자가 진단 키트들이 있다. 그 결과를 바탕으로 현재의 건강 상태와 미래의 목표에 맞게 나만의 영양 보충 프로그램을 설계할 수 있다. 꽤 멋지지 않은가!

'당신이 먹는 것이 곧 당신이다'라는 말도 맞을 수 있지만, '당신이 먹고 소화하고 흡수한 것이 곧 당신이다'라는 말이 더 적절한 표현이 아닐까 싶다. 영양학적으로 균형 잡힌 식사를 했다 한들, 먹은 것을 제대로 소화하지 못해 영양소의 효율적인 흡수가 이루어지지 않았다면, 인체에는 이렇다 할 효과가 없는 것이다. 충분히 말이 되지 않는가? 이제 나는 '당신이 먹고 소화하고 흡수하여 잘 성장한 모든 것이 곧 당신이다'를 제안하고자 한다. 지금까지 당신은 몸속과 피부에 사는 좋은 박테리아를 돌보는 것에 대해 배웠으니, 이것이 나에게 효과가 있었던 것처럼 당신에게도 효과가 있기를 진심으로 기원한다.

미생물에게 친화적인 영양소는 피부 바이옴을 아름답게 가꿔준다

영양은 아마도 오늘날 우리가 가장 흔하게 접할 수 있으면서 동시에 가장 복잡하기도 한 독특한 주제 중 하나일 것이다. 이와 관련하여 다음과 같은 끊임없는 질문이나 대화를 들어본 적이 있을 것이다. 어떤 식단 위주로 정하는 것이 가장 좋은가? 어떤 음식을 먹어야 하고 먹지 말아야 하는가? 얼마나 자주 혹은 언제 그것들을 먹거나 피해야 하는가? 어떤 클렌저가 괜찮은가? 이러한 정보의 홍수 속에서 무엇이 상술이고 진실인지 분간하는 것은 매우 어려운 일이다. 하지만 이것은 영양이라는 주제가 가진 장점이며, 동시에 내가 그것을 좋아하는 이유이기도 하다. 이 주제는 끊임없이 진화하며 흥미진진한

논의와 논쟁을 불러일으키고 있다. 나는 영양학, 자연 치료, 그리고 셀프 케어 전반에 걸친 배경지식을 두루 섭렵하고 있고, 여전히 매일 새로운 것을 배운다. 나는 영양과 관련된 내용이 쉽지 않다는 것을 잘 알고 있다. 그래서 현실적이며 실현 가능한 변화를 위한 플랜을 소개하고자 한다.

개인의 피부 건강 목표를 달성하기 위해서는 나이, 생물학적 특질, 생활 습관, 주위 환경이 개인마다 천차만별이라는 사실을 잊지 말아야 한다. 나는 내 고객들과의 상담에서 종종 80/20 규칙을 권하곤 한다. 왜냐하면 그들이 가장 긍정적이고, 성취할 수 있는, 장기적인 성과를 얻는 것을 보았기 때문이다. 다른 엄격한 제한 없이 대부분의 시간(80%)에 새롭게 익힌 습관은 더 효과적이고 오래 지속된다. 새로운 습관 패턴을 자주 반복할수록 금방 익숙해진다는 것이 당연하긴 하지만, 스스로에게 조금은 관대해지는 것도 괜찮은 방법이라는 것을 기억하길 바란다. 이 플랜은 공생 상태를 증진하기 위해 식단과 생활습관을 바꾸면서 개인의 목표를 이뤄나가는 것이다. 이러한 사항 중 일부는 다른 것보다 개선하기 힘들 수 있으므로 때에 따라서 무엇이 자신에게 가장 적합한지를 파악해 나가는 시간적 여유를 갖는 것도 필요하다.

그렇다면, 우리가 프리바이오틱스와 프로바이오틱스에 대해 아는 지식을 참고해 보았을 때, 이 미생물들의 균형과 행복을 위해 무엇을 먹어야 할까? 그리고 정확히 무엇이 미생물에게 우호적인 영양소일까? 이 플랜은 피부 건강과 민감도 개선을 위한 미생물 공생 및 생물학적 공동체 관계의 중요성과 더불어, 유해한 미생물을 해독하는 음식을 통해 피부를 정화하고 건강하게 생장시키며 균형 있게 가꾸는 방법이다. 동시에 좋은 영양소는 좋은 피부 박테리아를 도와 균형 잡힌 장과 피부 미생물의 번성을 장려하는 역할도 한다.

미생물에게 친화적인 영양소 섭취 시
고려할 사항

 음식과 마이크로바이옴의 관계는 실로 밀접하다. 초기 연구자들은 각국의 전통 식품들이 장내 미생물에 각기 다른 영향을 미친다는 것을 발견했고, 각각의 식재료들이 장내 미생물군집, 신체, 피부에 미치는 영향을 이해하기 위해 꾸준한 관심을 기울여왔다. 이를 통해서 우리는 이제 현대적이고 서구적인 식단이 어떻게 장내 미생물의 정상적인 기능에 부정적인 영향을 미치는지를 알게 되었다. 반면, 특정 음식과 식단은 장내 미생물군집을 배양하고 균형을 맞춰준다는 사실이 증명되었다.

 채소와 과일이 많이 포함된 한 끼는 소화기관의 건강과 균형을 유지하는 데 도움이 된다. 자연적인 항산화제와 항염증 물질이 다량 함유된 채소와 과일 또한 여러분의 장내 미생물에 영향을 미친다.[189] 이것의 좋은 예는 사람들의 장수와 피부 건강을 유지해주는 지중해식 식단이다.[190] 수년 동안 이 식단은 내가 아름다움을 위한 피부 영양 프로그램과 제품을 개발할 때 근간으로 삼는 식단 중 하나였다.

 내가 이 식단을 선호하는 이유는 무엇일까? 전통적인 지중해식 식단은 채소, 과일, 견과류, 콩류, 정제되지 않은 곡물, 건강한 올리브유 샐러드드레싱, 적당한 양의 생선과 조개, 상대적으로 적은 육류 소비, 거기에 한 잔의 와인까지! 치즈와 유거트 같은 발효 유제품도 적절히 포함하고 있다. 항염증 효과가 있는 항산화제와 생체활성Bioactive 성분이 풍부해 혈당 지수 유지에 크게 무리가 없고, 섬유질 함량이 높아 프리바이오틱스 공급원으로 적합하다.[191] 또한, 프리바이오틱스와 프로바이오틱스가 풍부한 이 식단은 미생물에게 우호적인 영양소 섭취의 출발점이 된다.

그러나 뭐든 빠른 것을 지향하는 우리의 생활 방식은 지중해식 식단이 가진 고유한 의미 실천을 어렵게 만든다. 여기 이 식단을 더욱 쉽고 효율적이고 정확하게 구현할 수 있는 몇 가지 방법들이 있다.

지중해식 식사를 위한 실용적인 팁

- ✴ 올리브유 - 엑스트라(버진) 올리브유을 두른 후 각종 채소와 콩류를 약간 볶아준다. 풍미를 위해 허브, 향신료, 마늘, 양파, 레몬을 추가해주는 것도 좋다.
- ✴ 채소 - 메인 요리 중 하나로 점심과 저녁에 포함시킨다. 적어도 하루에 한 번은 신선한 채소를 섭취할 것을 권장한다. 샐러드드레싱은 올리브유, 식초, 레몬, 허브를 추천한다.
- ✴ 통곡물 - 빵, 파스타, 쌀, 밀가루를 섬유질이 풍부한 통곡물 식품으로 대체한다.
- ✴ 콩류 - 렌틸콩, 병아리콩, 완두콩과 같은 다양한 콩을 일주일에 최소 3끼 식사에 포함시킨다.
- ✴ 해산물 - 일주일에 한 번 이상은 대구와 가자미 같은 흰 살 생선을 먹는 것이 좋다. 이것과는 별개로 두 번 이상 연어, 정어리, 참치같이 지방이 많은 생선과 함께 이따금 굴, 바지락, 새우, 오징어를 곁

들이는 식사를 추천한다. 식재료가 살아있는지, 냉장 혹은 냉동 상태인지는 크게 상관없다.

※ 육류/가금류 - 붉은 육류보다 기름기가 적은 가금류를 선택한다. 식사 당 85~115g이 적당하며 횟수는 적절히 조절하는 것이 좋다.[192]

식생활에서의 변화가 때때로 신체에 지대한 영향을 미칠 수 있다는 사실을 고려해본다면, 나는 여러분이 이 지중해식 식단을 미생물에게 친화적인 영양의 기초로 권하고 싶다. 이 책을 가이드라인 삼아 실천하기를 바란다. 우리는 이 장의 마지막 장에서 다시 이것에 대해 살펴볼 것이다. 이제 나는 장과 피부 마이크로바이옴들이 깨끗하고, 튼튼하고, 균형 있게 성장할 수 있는 다른 영양소들에 대해 계속해서 설명하고자 한다. 가장 먼저 대량 영양소에 대해 살펴보자.

대량영양소

우리는 필요한 에너지와 영양분의 상당 부분을 단백질, 지방, 탄수화물이라는 세 가지 대량영양소로부터 얻는다. 최적의 건강 상태를 위해서는 이들 영양소의 균형과 비율이 중요하며, 대량 영양소의 종류 또한 장과 피부 미생물무리의 균형과 활동에까지 영향을 미칠 수 있다는 사실이 밝혀졌다.

단백질

그동안의 연구들은 단백질원이 우리의 장내 미생물과 그들의 전반적인 다양성에 직접적인 영향을 미친다는 것을 증명했다.[193] 이것은 우리가 먹는 단백질의 종류가 중요하다는 것을 의미한다. 연구원들은 동물성 단백질 식단과 식물성 단백질 식단을 비교했고, 식물성 단백질 식단이 장내 미생물의 성장에 도움이 된다는 것을 발견했다(웨이 프로틴Whey protein 제외). 특히 완두콩과 웨이 프로틴은 장내 병원성 박테리아를 줄이면서 좋은 박테리아인 락토바실러스와 비피더스균을 증가시키는 것으로 조사됐다.[194] 좋은 박테리아가 많아지면 단쇄지방산을 증가시켜 소화에 도움이 되고 염증을 완화해준다.

연구에 따르면 과도한 동물성 단백질 섭취는 병원성 미생물과 건강한 장내 미생물 간의 균형을 깨뜨린다고 한다.[195] 식물성 단백질을 식탁에 더 자주 올리면, 건강한 장 미생물무리를 촉진하여 피부와 더 잘 소통하게 한다. 그 결과 만성 염증을 억제하는 면역 수용체를 조절하여 피부에 긍정적인 영향을 미치게 한다. 또한, 식물성 단백질은 피부에 이로운 각종 비타민과 미네랄, 항산화성 물질의 좋은 공급원이 될 뿐만 아니라, 그 자체로 천연 디톡시파이어detoxifier의 역할을 수행하기도 한다. 디톡시파이어는 섬유질로 이루어져 있으며, 내독소가 혈류와 피부에 도달하기 전에 체내에서 배출하도록 도움을 준다. 건강과 피부에 관한 한 더 많은 식물성 단백질의 섭취를 권장하는 것은 아무리 강조해도 지나치지 않다.

지방

우리는 포화 지방과 트랜스 지방(육류, 유제품, 가공식품)이 너무 많고, 단일mono 지방과 불포화 지방(어류, 식물성 기름, 견과류, 씨앗)이 부족한 전형적인 서구 식생활이 건강에 위협이 된다는 사실을 잘 알고 있다. 이 만성적인 불균형은 우리를 많은 건강 문제와 질병에 취약하게 만들었다. 다른 종류의 다양한 지방도 장내 미생물군집에 영향을 미친다. 포화지방을 많이 섭취하면 좋은 젖산 박테리아가 줄어들며 장내 염증을 일으킨다는 연구 결과가 있다.[196] 그러나 연어와 같은 고지방 생선의 단일 지방과 불포화지방이 포함된 식사는 좋은 박테리아를 증가시키고 장내 염증을 다스리는 데 도움을 주었다.[197] 장내 염증은 소화에 부정적인 영향을 미치고 체내 장누수증후군과 염증의 발생률을 높여서 피부의 건강과 외모에 부정적인 영향을 미칠 수 있다. 더욱이 건강에 좋은 지방은 피부 세포막(세포벽)을 구성하고 피부를 빛나고 매끄럽고 탄력 있게 가꾸는 데 도움을 주기 때문에 피부에 매우 중요한 구성 요소라 할 수 있다.

탄수화물

탄수화물은 소화되는 것과 소화되지 않는 것으로 나뉜다. 소화 가능한 탄수화물은 수크로스Sucrose, 글루코스Glucose, 프락토스Fructose, 락토스Lactose 같은 가장 단순한 형태로 분해된다. 단순한 당의 형태가 미생물군집에 미치는 영향을 연구한 결과들이 엇갈리고 있지만, 인공 감미료에 대한 의견은 명확하다. 최근 연구에서는 사카린Saccharin, 수크랄로스Sucralose, 아스파탐 Aspartame과 같은 인공 감미료가 미생물 디스바이오시스를 일으키고 장내 좋은 박테리아의 활동을 감소시킬 수 있다는 것을 보여주었다. 인공 감미료는 천연 당보다 미생물 생태계에 더 해로울 가능성이 농후하다.[198] 커피나 차에 추가할 단맛을 찾고 있다면, 인공 감미료나 백설탕 대신 꿀을 넣어 보길 추천한다. 전통 의학에서 흔히 쓰이는 꿀은 항산화, 프리바이오틱스와 프로바이오틱스, 항균 효과가 있으므로 주목을 받고 있다. 꿀에는 프리바이오틱스, 프로바이오틱스, 아연, 항산화 물질을 함유하고 있으며, 장내 상주하는 좋은 박테리아를 그대로 두면서 병원성 박테리아만 퇴치한다. 또한, 꿀은 장내 유익한 미생물의 성장 촉진제 역할도 수행하므로 적절히 사용하면 백설탕과 인공 감미료의 훌륭한 대안이 될 수 있다. 7장에서 다루겠지만, 꿀은 스킨 케어에도 사용할 수 있다.

섬유질과 저항성 녹말이라 함은 '소화되지 않는' 탄수화물로, 소장에서 소화되지 않고 통과하여 대장에서 상주 미생물에 의해 발효됨을 의미한다. 장내 환경을 개선하고 미생물을 위한 영양분 공급원으로서 역할을 할 때, 우리는 이것을 프리바이오틱 섬유Prebiotic fiber라 일컫는다.[199] 우리는 그동안 프리바이오틱스가 피부에 미치는 긍정적인 영향에 대해 알아보았다. 식생활의 관점에서 볼 때, 프리바이오틱스는 피부의 건강 및 균형 유지를 간접적으로 도와주는 면역과 염증성 지표에도 영향을 준다.

마지막으로 식후 혈당 수치에 크게 영향을 미치지 않는 저혈당Low-glycemic 식품(고섬유질 통곡물, 대부분의 채소, 콩류)을 섭취하는 것은 건강뿐만 아니라 피부에도 좋다. 흰 빵, 쌀, 파스타, 인스턴트 시리얼 등 가공된 탄수화물을 너무 많이 섭취하면, 소화가 급속도로 일어나 혈당 수치가 치솟게 되는데, 이는 피부 결합 조직을 약화시킬 수 있다.

항산화제 폴리페놀

활성산소는 일반적인 신진대사 과정과 우리를 둘러싼 외부 환경 모두에 항상 존재한다. 활성산소는 적수인 항산화제와 끊임없이 '대치'한다. 우리는 활성산소를 통제할 수 있는 항산화 네트워크를 잘 갖추고 있다. 그러나 이 네트워크가 만성적으로 과도하게 압박을 받거나 균형을 잃을 시에는 추가적인 영양 공급을 통해 부가적인 항산화제를 보충할 수 있다. 피부는 우리의 외부 환경 침략자들에게 끊임없이 노출되기 때문에, 항산화제는 건강한 피부 유지에 꼭 필요하다.[200] 피부에 중요한 항산화제로는 비타민 A, C, E, D, 카로티노이드와 폴리페놀 있다.[201] 이 둘은 우리가 직접 생성할 수 없으므로 반드시 식사나 보충제를 통해 섭취해야 한다.

폴리페놀Polyphenol은 식물성 식품, 시즈닝, 오일, 차, 와인에 들어 있는 카테킨Catechin, 플라보노이드Flavonoid, 안토시아닌Anthocyanin, 프로안토시아니딘Proanthocyanidins, 페놀산Phenolic acid을 포함하는 포괄적인 식물성 항산화 물질 그룹이다.[202] 이 종류의 항산화물질은 피부 영양에 아주 좋다. 폴리페놀은 또 다른 항산화 물질 그룹인 카로티노이드와 함께 식사하거나 추가적인 공급원(포도씨 추출물, 레스베라트롤Resveratrol, 코코아 플라바놀Cocoa flavanol, 리코펜Lycopene 등)을 통해 섭취할 때 건강한 피부 유지에 도움을 준다는 것이 임상학적으로 입증되었다. 지중해식 식단에는 채소와 포도주, 오일에 항산화 물질인 폴리페놀이 다량 함유되어 있는데, 이는 서구화 된 현대인의 식단에 비해 피부에 탁월하다는 것을 보여주었다.[203] 폴리페놀은 예민하므로 신체 내에서 매우 불안정하고 빠르게 중화된다는 단점이 있다. 그러므로 폴리페놀은 다양한 공급원을 통해 하루에 여러 번 섭취해 주어야 효과가 있다.

폴리페놀은 항산화 효과 외에도 유해한 병원체를 파괴하고 좋은 장내 미생물이 잘 자라도록 돕는다.[204] 우리는 장-피부 축에 대해 이미 이해하고 있으므로 폴리페놀도 장을 통해 우리 피부 건강을 증진 시켜준다는 것을 충분히 알 수 있다. 정말 멋지지 않은가! 이 내용은 뒤에서 차차 다룰 것이다.

폴리페놀은 병원균에 맞서 싸우는 타고난 전사들이다. 병원균에 대한 가장 강력한 억제 물질은 녹차와 홍차에서 발견할 수 있다. 임상 데이터에 따르면 차 속의 카테킨 그룹은 대장균 E. coli, Escherichia coli, 살모넬라균 Salmonella, 칸디다균 Candida, 헬리코박터 파일로리 Helicobacter pylori 등과 같은 많은 병원균의 성장을 억제할 수 있다.[205] 차 카테킨은 또한 락토바실러스와 비피더스균 등 건강한 장에 상주하는 박테리아의 활동을 장려한다.[206] 한 연구는 4주 동안 폴리페놀이 들어있는 적포도주를 매일 섭취하면 장내 건강한 미생물의 수가 눈에 띄게 증가한다는 것을 발견했다.[207] 그렇다고 한들 과음은 금물이다. 적포도주와 대부분의 베리류에서 발견되는 안토시아닌은 젖산 박테리아의 성장을 촉진하는 동시에 병원균과 장내 염증을 억제하는 것으로 나타났다.[208] 코코아와 감귤류의 과일에서 가장 많이 발견되는 폴리페놀 화합물인 플라보노이드 계열도 박테리아가 장내 세포에 달라붙는 방법에 영향을 주어 장내 미생물군집을 바꾸는 것으로 나타났다.[209] 브로콜리, 양배추, 방울양배추, 루꼴라 Arugula, 청경채 Bok choy, 콜리플라워 Cauliflower, 콜라드 그린 Collard green 등의 십자화과(배추과) 채소 Cruciferous vegetables는 미생물군집을 바로잡고 장내 염증을 억제하는 생체 분자를 함유하고 있다.[210]

그러니 과일, 채소, 폴리페놀이 풍부한 음식을 여러분 가까이에 두어야겠다고 생각한다면, 여러분의 생각이 옳다. 폴리페놀은 항산화 물질을 제공하고, 병원균의 혈류 흡수 전 제거에 도움을 주며, 건강한 장내 미생물군집을 개선함으로써 피부 건강을 증진하고 균형을 잡는 데 도움을 준다.

폴리페놀을 찾아서

임상 연구 결과를 바탕으로, 다음과 같은 식재료들은 항산화 효과를 제공할 뿐만 아니라 균형 잡힌 장과 피부 마이크로바이옴 개선에도 효과적이다.

- 녹차와 홍차
- 감귤류
- 적포도주
- 사과와 베리류
- 코코아
- 간장[211]

발효 식품과 친해지기

우리의 조상들은 와인, 치즈, 요거트에서부터 채소와 커피에 이르기까지 수 세기 동안 발효 식품을 소비해왔다. 음식이 발효될 때, 음식의 화학적 구조는 미생물에 의해 바뀌게 된다. 이 과정은 소화에 무리가 덜 가게 하면서 영양소의 흡수율을 높여주는 프로바이오틱스와 효소가 풍부한 식품으로 만들어 준다.

발효식품의 프로바이오틱스는 미생물군집의 균형을 유지해주며, 유해한 박테리아의 과도한 성장은 억제하고 건강한 박테리아의 성장은 촉진한다. 게다가 몸 안팎의 염증을 예방해주고, 우리 몸의 전반적인 면역력 향상과 유지를 도와준다. 발효식품은 또한 비타민B와 같은 특정 영양소와 대사물질을 합성하여 건강 유지에 도움을 주기도 한다.[212]

발효식품을 통해 프로바이오틱스를 풍부하게 섭취할 수 있는 다양한 방법이 있다.

발효 음료

- **콤부차**Kombucha는 홍차나 녹차에 설탕을 넣어 발효시킨 음료이다. 미생물이 설탕과 만나게 되면서 발효가 시작된다. 오늘날 많은 음료 제품들이 콤부차를 선보이고 있지만, 흰설탕이나 흑설탕 대신 꿀을 사용하는 제품을 찾아보길 추천한다.
- **미소 된장**Miso은 코지균Koji, 균류의 일종으로 콩이나 보리, 현미 등을 발효시켜 만든다. 콩을 발효시킨 미소 된장은 식물성 에스트로겐 **Phytoestrogen**의 좋은 공급원으로 여드름이나 피부 노화 등 피부 호르몬 상태의 균형을 잡아준다.
- **케피어**Kefir는 우유를 케피어 낟알로 발효시켜 생산한다. 젖산균이 풍부한 이 낟알들은 발효 과정 후 걸러진다. 케피어는 전통적으로

소나 염소의 젖으로 만들지만, 콩이나 쌀, 견과류, 코코넛 밀크로도 만들 수 있다.

발효 식품

- **요거트**Yogurt는 유당Lactose의 일부를 분해하는 데 도움이 되는 프로바이오틱스를 함유하고 있어 일부 유당 분해에 어려움을 겪는 사람들이 요거트 제품을 소비할 수 있다. 제품의 라벨에서 '활생균 포함'과 자연 친화적 환경에서 풀을 먹고 자란 소나 염소, 양의 우유로 만들었다는 문구를 찾아보길 권한다.
- **발효 채소**Cultured vegetables의 형태로는 양배추 절임Sauerkraut과 김치 등이 있으며, 이러한 식품에는 건강한 장내 미생물의 성장을 촉진하는 유기산과 효소, 섬유질 등 각종 영양소가 풍부하다. 김치는 배추와 생강, 마늘, 파 등으로 양념소를 만들어 담근 한국 식품으로, 밥과 함께 곁들여 먹는다. 시중에 판매되고 있는 김치는 집에서 직접 담근 김치나 저온 살균된 김치만큼 영양이 풍부하지 않다.
- **치즈**Cheese는 프로바이오틱스를 보충하기에 매우 적합한 공급원이 될 수 있지만, 반드시 저온 살균되지 않은 6개월 이상 숙성된 치즈를 구매할 것을 권장한다. 너트 앤 씨드 치즈Nut and seed cheese 또한 훌륭한 식품으로 소화기관에 가해지는 무리를 덜어준다.
- **피클**Pickle을 만들기 위해서는 오이와 소금물이 필요하다. 구매 시에는 라벨에서 '젖산 발효 피클'을 찾으면 된다.
- **템페**Tempeh는 콩을 자연 발효시켜 만든 것으로 모든 필수 아미노산

을 함유하고 있어 단백질과 프로바이오틱의 훌륭한 공급원이다.
- **낫토**Natto는 발효된 콩으로 만든 일본의 전통 음식으로 프로바이오틱이 매우 풍부하다.[213]

여러분은 아마 '식초도 발효식품이 아닌가?' 하는 생각을 할 수도 있다. 시중에 나와 있는 대부분의 식초에는 프로바이오틱스가 들어 있지 않다. 그러나 전통적으로 가공됐거나 혹은 정제되지 않은 애플 사이다 비니거apple cider vinegar, 사과초모식초나 발사믹 식초는 장내 프리바이오틱과 프로바이오틱 활동을 왕성하게 하는 몇몇의 프로바이오틱스와 산을 포함하고 있다. 스무디에 1큰술을 넣거나 하루에 1~2회 물과 함께 섭취하면 장내 미생물 공생 유지에 도움이 된다.

미생물에게 우호적인 허브와 향신료

허브와 향신료는 종종 등한시되기는 하지만, 이 둘은 한 끼 영양을 증대시키는 내가 가장 좋아하는 방법의 하나다. 허브와 향신료에는 건강하고 균형 잡힌 피부로 탈바꿈시켜주는 강한 항산화 물질과 항균 물질이 들어있다. 또한, 국소 부위 효과를 위해 많은 허브와 향신료가 토탈 스킨 케어 제품에 함유된 것을 본 적이 있을 것이다. 7장에 나오는 것 중 간단하게 몇 가지만 언급하고자 한다.

허브와 향신료는 예부터 요리에 맛을 내거나 치료를 위한 민간요법으로 사용되었다. 이러한 식재료들은 식물의 각기 다른 부분에서 얻을 수 있다. 예를 들어 정향은 꽃봉오리에서 후추는 열매에서 계피는 건조한 나무껍질에서 생강은 뿌리 자체에서 얻는다. 허브와 향신료는 기분 좋은 향, 톡 쏘는 맛, 얼얼한 맛, 달콤한 맛, 매운맛, 신맛, 쓴맛 등 각기 고유한 맛과 향을 지니고 있다. 이미 많은 연구를 통해 허브와 향신료들이 음식의 부패를 방지하고 특정 질병 치료에 도움이 되는 강한 항균 물질과 항산화 물질을 함유하고 있다는 것은 증명되었다. 흥미로운 사실은 가장 강력한 항균성 허브와 향신료 또한 우리가 앞서 배운 중요한 항산화 물질인 폴리페놀이 고농도로 들어 있다는 것이다.[214]

자 이제, 미생물에게 우호적인 영양 플랜에 적합한 최고의 허브와 향신료를 살펴보자.

- **정향Clove/ 학명: Eugenia caryophyllata**은 천연 소독제 및 유통기한을 향상시키기 위한 천연 방부제로 널리 사용된다. 정향은 다양한 병원체 미생물에 대한 저항력이 연구되어 왔으며, 다른 허브나 향신료와 비교했을 때, 항균성이 월등히 뛰어났다. 주요 항균 성분은 유제놀Eugenol이다.
- **오레가노Oregano/ 학명: Origanum vulgare**는 대중적으로 쓰이고 있는 허브이자 향신료이다. 항균 작용을 담당하는 주요 활성 성분은 카바크롤Carvacrol과 티몰Thymol이다.
- **타임Thyme/ 학명: Thymus vulgaris**의 주요 활성 화합물로는 티몰Thymol이 있다.
- **회향Fennel/ 학명: Foeniculum vulgare**의 씨는 해로운 박테리아와 균류를 퇴치하는 데 매우 효과적이다.

- **계피**Cinnamon/ 학명: Cinnamomum zeylanicum에는 신남알데히드 Cinnamaldehyde, 신나밀 아세테이트Cinnamyl acetate, 신나밀 알코올 Cinnamyl alcohol의 세 가지 활성 성분이 있다. 계피는 미생물과 관련된 효능 외에도 혈당 및 균형을 유지하는 데 도움이 되며, 소화와 관련하여 항염증 및 진정 효과가 있다. 나는 매일 계피가 들어간 커피나 시리얼, 스무디로 하루를 시작한다.

- **커민**Cumin/ 학명: Cuminum cyminum에는 항산화와 항균 효능이 있는 커민알데히드Cuminaldehyde, 시멘Cymene, 테르페노이드Terpenoid가 함유되어 있다.

- **강황**Turmeric/ 학명: Curcuma longa에는 커큐민Curcumin이 주요 활성 성분으로 들어있으며, 이 진한 노란색의 향신료는 항균, 항산화, 항염증에 효능이 있다. 강황은 보조제로 복용하거나 국소 부위에 사용할 때 피부 건강에 도움이 된다는 것이 임상학적으로 입증되었다.[215]

- **바질**Basil/ 학명: Ocimum basilicum은 특히 항진균성에 좋은 향기로운 허브이다.

- **고수 잎, 고수 씨**Cilantro, Coriander Seed/ 학명: Coriandrum Sativum는 각종 소스, 카레 가루, 피클링 스파이스Pickling spice나 천연 방부제로 많은 요리에 사용되는 지중해의 허브이다. 항진균성 효과는 매우 강하지만, 항균성 효과는 약하게 나타나는 것으로 알려져 있다.

- **로즈마리**Rosemary/ 학명: Rosmarinus officinalis는 음식뿐만 아니라 항균 및 항산화 효과가 있어 민간요법에서도 자주 사용되어 왔다.

- **마늘**Garlic/ 학명: Allium Sativum에는 알리신Allicin이 주요 활성 항균 성분

역할을 하는 것으로 알려져 있다. 더 강력한 항균 효과를 경험하고 싶다면 분말 대신 신선한 마늘을 사용하길 바란다.

- **후추**Black pepper/ **학명: Piper nigrum** 에센셜 오일은 강력한 항진 효과가 있다.
- **생강**Ginger/ **학명: Zingiber officinale**은 요즘 우리의 식탁이나 화장품의 성분표에서 흔하게 발견된다. 생강에 들어있는 주요 항균 성분 화합물로는 알파피넨Alpha-pinene, 보르네올Borneol, 캄펜Camphene, 리날룰Linalool 등이 있는데, 모두 병원균 과잉 증식을 억제하는 데 가장 효과적인 성분들이다.[216]

바이옴 부스터
-스무디, 주스, 강장제(Tonic), 육수, 차

신체와 피부를 개선해서 맑고 깨끗하게 만들고 다시 채워주는 가장 빠르고 쉬운 방법은 다음과 같다.

- **스무디**Smoothie - 하루를 그린 스무디로 시작하는 것은 필요한 모든 것을 얻을 수 있는 가장 쉽고 빠른 방법의 하나다. 이미 좋은 레시피가 다양하고, 맛은 물론 고른 영양 공급에도 으뜸이다. 9장에서 나의 스무디 레시피 몇 가지를 소개할 것이다.
- **주스**Juice - 어쩌면 클렌징이나 주스에 대한 다양한 의견들을 들어본 적이 있을 수도 있다. 하지만 주스, 강장제, 차를 꾸준히 섭취해주면, 머지않아 당신은 새로 태어나는 듯한 느낌을 받을 것이다. 신선한 주스는 소화를 원활하게 해주어 영양분이 몸에 쉽게 흡수될 수

있도록 도와준다. 나는 주스를 간식이나 한 끼 대용으로 추천하곤 한다. 즙을 짤 때는 엽록소가 풍부하고 해독에 좋은 시금치, 케일, 연한 민들레 잎과 같은 초록 채소에 비트와 사과, 당근, 생강을 추가하는 것이 좋다. 직접 만드는 것이 어렵다면, 신선한 주스 가게나 냉압식 가공 주스 제품을 찾아 식간(食間)에 120ml 정도 섭취해줄 것을 권장한다.

- **강장제**Tonic - 나는 연구실과 부엌의 경계를 허물고 생활과 영양의 개선 방법을 계속해서 찾아내는 것을 좋아한다. 나의 고객들은 항상 그들의 가장 큰 고민거리 중 하나가 영양가 있는 식사를 준비할 시간이 부족하다는 것이다. 바쁜 하루 중 영양 보충을 위한 효과적인 방법은 강장제를 사용하는 것이다. 나는 나만의 강장제나 증진제Elixir를 만들어 2~3일 정도 섭취하는 것을 좋아한다. 이 기간에 일부 영양소가 손실될 수도 있지만, 여전히 강장제와 증진제를 통해 고농축 영양소를 공급받는다. 게다가 시중에 판매되는 제품들의 설탕이나 식품 첨가물, 방부제, 칼로리 등을 피할 수 있다. 내가 즐겨 사용하는 미생물에게 친화적인 강장제(증진제) 레시피는 191페이지에 있다.

- **육수**Broth - 육수를 먹어 본 적이 있는가? 때때로 육수 한 그릇의 온기는 몸을 데워주고 위안을 준다. 나는 종종 채소 육수를 만들어 일주일 정도 허브차 대용으로 섭취하며 부족한 영양소를 보충해준다. 이것은 몸을 정화하고 약간의 균형을 맞추기 위해 미생물에게 우호적인 영양소를 보충하는 손쉬운 방법이다. 레시피는 192페이지에

서 찾아볼 수 있다.

- **차 Tea** – 홍차와 녹차는 항산화 물질인 폴리페놀의 훌륭한 공급원으로, 장과 피부 마이크로바이옴을 유지해준다. 추가적인 증진을 위해 앞서 나왔던 허브와 향신료 차를 소개하고자 한다.

✺ **녹차** – 녹차에는 항산화 물질인 폴리페놀(카테킨, EGCG)이 들어 있다.

매일 녹차를 마시거나 햇빛으로 손상된 피부 복구를 위해 자외선 차단제 사용과 함께 보충제로 복용하면 피부에 도움이 된다는 임상 연구 결과가 있다. 녹차에 들어 있는 항산화 물질은 지속적이고 과도한 태양 노출로 인한 활성산소 증가를 억제해 피부를 보호하는 데 도움을 준다.

✺ **루이보스 차** – 루이보스 차에는 체내에서 강력한 항산화제 역할을 하는 두 가지 폴리페놀 아스파라신 Aspalathin과 노토파긴 Nothofagin이 들어 있다. 예부터 루이보스는 두드러기와 좁쌀여드름, 잡티를 제거하는 데 사용되었다.

✺ **생강차** – 생강의 뿌리와 뿌리줄기에 활성 성분이 풍부하다. 생강은 강력한 항염 성질이 있어 피부를 진정시키고 매끄럽게 하고, 혈액순환을 촉진해 산소와 영양소가 피부조직에 도달하도록 돕는다.

✺ **콤부차** – 발효된 홍차로 만들어진 콤부차는 항산화 물질과 프로바이오틱스를 모두 함유하여 장 건강에 좋으며, 몸을 깨끗하게 해독하고 피부를 맑게 유지해준다.

프리바이오틱스와 프로바이오틱스

4장에서 우리는 마이크로바이옴과 관련된 피부 질환에 대 장에서는 프리바이오틱스와 프로바이오틱스 제품의 라벨에서 ⟋ㅅ을 찾아야 하는지 소개했다. 그동안 나는 주로 여러분에게 식습관 개선에 초점을 맞출 것을 권해왔다. 물론 8장에서도 더 많은 권장 사항들에 대해 서술할 것이다. 그 전에, 여러분이 고품질의 프리바이오틱스와 프로바이오틱스 제품을 구매하는 데 도움이 될만한 정보들을 짚고 넘어가고자 한다.

임상학적 증거를 바탕으로 피부 질환마다 가장 효과가 있는 프리바이오틱스와 프로바이오틱스들을 나열해 보았다.

- **여드름성 피부**

  *프로바이오틱스 - 락토바실러스 액시도필러스 L. acidophilus, 락토바실러스 불가리쿠스 L. bulgaricus, 락토바실러스 플란타럼 L. plantarum, 비피도박테리움 비피덤 B. bifidum

  *프리바이오틱 - 프락토 올리고당 FOS 100mg, 갈락토 올리고당 GOS 500mg[217]

- **아토피성 피부염과 습진**

  *프로바이오틱스 - 락토바실러스 카제이 L. casei, 락토바실러스 람노서스 L. rhamnosus, 스트렙토코커스 써모필러스 S. thermophilus, 비피도박테리움 브레브 B. breve, 락토바실러스 액시도필러스, 비피도박테리움

판티스B. infantis, 락토바실러스 불가리쿠스 (단독 혹은 같이 섭취해도 무방하다)

*프리바이오틱스 - 프락토 올리고당[218]

- **건선** - 장내 박테리아 균형 조정

  *프로바이오틱스 - 락토바실러스 파라카제이L. paracasei, 락토바실러스 펜토서스L. pentosus[219]

- **민감성 피부** - 피부 내 수분 개선 및 장벽 기능을 강화

  *프로바이오틱 - 비피도박테리움 브레브, 락토바실러스 파라카제이, 락토바실러스 델브루에키L. delbrueckii

  *프리바이오틱스 - 갈락토 올리고당[220]

- **비듬, 두피 가려움증**

  *프로바이오틱스 - 락토바실러스 파라카제이[221, 222]

- **피부 노화**

  *프로바이오틱스 - 락토바실러스 존스니L. johnsonii (광노화 개선) 락토바실러스 플란타럼, 락토바실러스 액시도필러스, 락토바실러스 루테리L. reuteri, 락토바실러스 람노서스 (노화를 촉진하는 외부 환경 요인들로부터 보호)[223]

- **홍조** - 장과 피부 생태계 내 균형 재확립이 시급한 상태이다. 락토바실러스와 비피도박테리움 속Genus의 프로바이오틱스와 프리바이오틱스를 함께 섭취해야 하며, 동시에 식습관의 개선도 필요하다. 천연 요법 중 하나로 좋은 품질의 녹차를 마시는 것은 장내 병원균의 과잉 성장과 디스바이오시스를 막는 데 도움이 될 수 있다.[224]

항균 비누를 과도하게 사용하는 것은 미생물 균형과 다양성에 결코 좋지 않다. 하지만 여러분이 먹는 음식들을 미생물에게 친화적인 영양소가 많이 함유된 음식들로 바꾸는 것은 잇팅 클린Eating clean의 첫걸음이다. 여러분의 식탁을 과도한 화학물질, 방부제, 환경 호르몬을 최소화하면서 가장 영양이 풍부한 음식을 선택하여 준비하는 것이 필요하다.

여러분의 식탁을 더욱 정갈하게 하는 몇 가지 간단한 팁이 있다.

각종 가공식품, 글루텐, 설탕, 인공 감미료, 요거트와 케피어 같은 유당 발효 식품을 제외한 유제품, 술(적당한 적포도주를 제외한) 등을 식탁에서 없애거나 소량만 올리도록 한다. 가급적 현지 직송이나 제철인 유기농 농산물이 좋다. 목초지에서 자라고 항생제와 호르몬제를 투여하지 않은 육류와 달걀을 추천한다. 정제수와 양질의 허브티도 좋다.

다음 달에 다음과 같이 식단에 변화를 주는 것은 어떤가?

✸ 책을 참고하여 바이옴 정화 강장제(191페이지) 또는 바이옴 정화와 디톡스 육수(192페이지)를 만들어 일주일 동안 미생물에게 우호적인 영양소를 섭취하여 몸을 정화하고 활력을 불어넣는다. 둘째 주마다 반복해준다.

✸ 여드름이나 건선에 취약한 피부라면 알레르기를 유발하는 글루텐과 유제품을 지양하길 바란다.

✸ 피부 타입과 상태, 목표에 맞춰 프리바이오틱스와 프로바이오틱스 보충제를 복용해볼 것을 권한다.

✸ 레몬 반 개의 즙을 넣은 따뜻한 물로 하루를 시작한다.

※ 완두콩 단백질**Pea protein**과 웨이 프로틴**Whey protein**을 곁들인 녹색 채소, 베리 스무디도 좋다. (완두콩 단백질은 여드름과 건선 개선에 효과가 있다)

※ 점심과 저녁에는 이 장 앞부분에 나왔던 지중해식 식단의 기본 원칙을 따르도록 한다.

※ 통곡물, 쌀, 불구르**Bulgur**, 스틸컷 오트**Steel-cut oat**, 기울**Bran**, 완두콩, 콩, 푸른 잎 채소 같은 식후 혈당 수치에 크게 영향을 미치지 않는 저혈당**Low-glycemic** 식품을 선택한다.

※ 인공 감미료보다는 스테비아**Stevia**나 몽크 프룻**Monk fruit**, 꿀과 같은 천연 식품을 적절히 사용하여 단맛을 낸다.

※ 홍차, 녹차, 콤부차 등의 차를 꾸준히 섭취한다.

※ 끼니마다 발효식품 1회 먹기를 권장한다. 애플 사이다 비니거**apple cider vinegar, 사과초모식초**나 발사믹 식초는 1큰술을 1회로 정하여 샐러드에 첨가하거나 식사 직전에 먹어도 된다. 만약 과산증이나 위궤양이 있다면, 이 방법을 추천하지 않는다.

※ 요리할 때는 이 장에서 제안하는 냉동이든 말린 것이든 미생물에게 친화적인 허브와 향신료를 사용하면 좋다.

※ 식후에 생강차나 펜넬 차**Fennel tea**를 마셔 소화를 돕는다.

※ 주기적으로 소화에 어려움을 겪고 있다면 점진적인 식생활 변화와 적절한 수분 보충이 중요하다는 것을 명심해야 한다. 만약 식생활 변화에 민감하다면, 몸이 적응할 수 있도록 속도를 조금 조절하면 된다.

다음 장은 스킨케어와 라이프스타일에 대한 것으로, 여러분의 피부를 외부에서 아름답게 가꾸는 팁들을 다룰 것이다. 그다음 8장에서는, 여러분의 피부를 안팎으로 정화하고, 영양을 보충해주고, 균형을 맞춰주는 여러 모든 요소를 한데 모아 다룰 것이다. 여러분은 건강함과 아름다움으로 가는 여정 한가운데 있다.

Good Bacteria for Healthy Skin

7 장

미생물에게 친화적인 스킨케어

피부는 우리의 환경과 맞닿는 부분이며, 매일 노출되는 것으로부터 우리를 보호해주는 1차 방어선 역할을 한다. 피부 미생물이 피부 보호막의 일부를 구성하며, 피부에 서식하는 이 박테리아 군집들은 피부 보호막 환경에 얼마나 잘 적응하고 민첩하게 방어하는지에 큰 영향을 미친다. 피부 알레르기와 민감도는 화장품의 항생제와 독성 화학물질의 사용 증가, 소화기 건강에 해로운 식습관, 환경 오염, 그리고 점점 더 심해지는 결벽에 가까운 생활 방식으로 인해 수년간 꾸준히 증가하고 있다. 이러한 요소들이 결합하면 피부 미생물군집의 다양성이 감소해 피부가 노출되는 환경에 더 취약해지고 예민해지게 된다.[225]

우리는 앞서 셀프 케어 제품에 사용되는 특정 성분의 유해성 문제에 대해 알아보았다. 건강에 대한 우려의 목소리가 커지는 가운데, 천연 성분의 비타 협적이고 지속 가능한 방식으로 만들어진 브랜드만을 입점시키는 '티 없이 맑은 아름다움'을 주창하는 드럭스토어들도 꾸준한 성장세에 있다. 기술력과 제조 환경의 향상으로 자연스러운 아름다움과 세심한 공정 방식에 초점을 맞춘 방식의 제품들이 기성 제품에 결코 뒤지지 않음을 입증해 나가고 있다. 정말 멋지지 않은가! 그러나 이러한 소매점들이 내거는 '티 없이 맑은 아름다움'이라는 슬로건보다는 '독성이 없는' 아름다움과 스킨 케어라는 표현이 더욱 올바른 표현이라고 생각한다.

이 표현 안에 프리바이오틱스와 프로바이오틱스, 신바이오틱스가 모두 들어가 있기 때문이다.

우리는 장내 미생물무리를 재건해주는 프리바이오틱스, 프로바이오틱스와 장, 피부 간의 상호작용, 피부에 미치는 영향에 대해 줄곧 이야기해 왔다. 이제 나는, 프리바이오틱스와 프로바이오틱스를 피부에 발랐을 때 생기는 피부 개선 효과에 관해 말하고자 한다. 국소적으로 프로바이오틱스를 도포하는 것은 피부 기능을 향상시켜 피부 미생물무리의 균형을 맞추어 다양하고 풍성해지게 도와준다.

이 균형 잡힌 생태계는 피부가 병원균과 침입자들을 무찌를 수 있게 해준다. 그러나 균형이 깨지면, 건강한 상주 박테리아가 아무리 힘을 낸다 한들 디스바이오시스는 발생하기 마련이고, 이에 피부는 노화와 만성적 질환에 취약해지게 된다. 피부 마이크로바이옴은 pH 농도, 유분기, 피부 장벽의 기능 정도, 수분 함량에 영향을 받는다. 박테리아마다 유분기가 있거나, 촉촉하거나, 건조한 피부 등 선호하는 서식지가 저마다 다르므로, 이러한 피부의 여러 조건은 마이크로바이옴의 생존과 직결된다.[226]

국소 부위에 도포된 프로바이오틱스는 다음과 같이 피부를 보호하고, 강화하며, 진정시키고, 유해 물질을 퇴치하는 데 도움을 준다.

※ 병원체 박테리아를 견제하여 피부에 자극이나 염증 반응을 일으키기 전에 몰아낸다.
※ 좋은 박테리아의 성장과 활동을 장려하고, 피부 미생물무리의 균형을 잡아준다.
※ 피부의 pH 농도를 맞춰준다.
※ 피부 건강을 유지하는 데 도움을 주는 비타민, 단백질, 지방산을 생산한다.
※ 피부가 수분을 오랫동안 머금을 수 있게 피부 장벽을 강화한다.
※ 피부 노화의 주범인 환경오염물질과 스트레스 요인에 대한 피부 방어력을 향상해준다.
※ 알레르기성 반응이나 피부 민감도를 최소화한다.
※ 여드름, 아토피성 피부염, 건선, 상처 치유와 관련된 만성 피부 상태에 대한 예방 또는 치료에 간접적으로 도움이 된다.[227]

프로바이오틱스가 함유된 스킨케어 제품에 대한 관심과 안정성에 대한 신뢰도가 급증하면서, 브랜드들은 피부를 건강하게 해주는 좋은 박테리아를 빠르게 차용하고 있다. 우리는 앞서 5장에서 제품 선택 시 주의할 사항들에 관해서 이야기한 바가 있다. 각각의 프로바이오틱스는 종Species, 아종Subspecies 이나 균주Strain에 따라 항염성, 항미생물성, pH 밸런싱, 항노화, 보습 등에 특화되어 있다.[228] 또한, 프로바이오틱스는 피부에 달라붙어 피부 미생물무리와 건강 간의 관계를 조율하고, 재건하며, 균형을 맞출 수 있어야 한다.

이 산업은 여전히 성장하고 있는 만큼, 프로바이오틱스가 실제로 우리 피부에 어떻게 도움이 되는지에 관한 다양한 질문들이 계속되고 있다. 이를테면, 프로바이오틱스는 이미 진열대에 놓여 있을 때부터 제품 속에 살아서 존재하는 것인지? 아니면 프로바이오틱스는 진열된 제품 내에서 만들어지는 화합물인지? 와 같은 이런 부류의 질문들도 있다. 프로바이오틱스 스킨케어 제품은 자연적으로 발생하는 박테리아 종과 성분 전체를 통틀어 상품화하거나, 다른 프로바이오틱스 종이나 프리바이오틱스를 결합하기도 하며 상품성 향상을 위해 보완적 성분을 연구실에서 결합하고 배양하여 제조하기도 한다.

피부 마이크로바이옴을 위한 천연재료

3장에서 도시적이고 결벽적인 생활방식이 우리 피부의 '좋은' 박테리아의 다양성과 군집 형태를 해친다는 연구 결과를 언급한 바 있었다. 디스바이오시스는 우리의 피부 자체를 더욱 예민하게 만들 뿐 아니라 우리를 둘러싼 환경과 사용하는 제품에까지 민감하게 반응한다. 그렇다면, 이러한 디스바이오시스를 예방할 방법은 무엇일까? 토양과 바다에서 온 박테리아는 피부 미생물무리와 그들이 생산하는 분자들을 재건하고 균형을 맞춤으로써 피부에 긍정적인 영향을 줄 수 있다.

머드mud, 클레이clay, 온천수를 이용한 방법들은 수천 년 동안 사용되어 왔고, 오늘날 많은 치료법의 토대가 되었다. 그들의 천연 성분은 여드름, 건선, 아토피성 피부염, 관절염과 같은 피부 질환 관리와 관절 상태 호전에 효능이 있다.[229] 또한, 새로운 연구의 선두에 있는 피부 마이크로바이옴 덕분에, 연구원들이 머드가 우리의 피부 미생물에 어떤 영향을 미치는지 연구하는 것은 당연한 일인 듯 보인다.

천연 머드는 피부 마이크로바이옴의 구성과 활동을 개선할 수 있는 화학적, 물리적 특성이 있다. 이러한 천연 머드에는 은, 구리, 철, 아연과 같은 미네랄이 풍부하며, 항균에 매우 효과적이고, 피부 미생물무리를 재건하는 독자적인 미생물을 함유하기도 한다. 더욱 흥미로운 사실은, 세계 각지에서 채취된 머드는 지역에 따라 구성이나 흡수성, 미생물 특성도 다르고 피부에 주는 유익도 천차만별이라는 점이다. 예를 들어, 프랑스 그린 클레이에 함유된 높은 미네랄 함량은 피부 병변과 여드름에 효과적으로 작용하는 반면, 사해의 유황이 풍부한 머드는 건선 개선에 효과가 있는 것으로 밝혀졌다. 머드와 클레이가 비슷해 보일 수 있지만, 각기 다른 효과가 있다는 것을 기억해야 한다.

머드는 보습에 효과적이지만, 클레이는 피부의 잡티, 두드러기와 좁쌀여드름 완화, 과도한 피지 제거에 효과적이다. 또한, 온천수는 자연이 빚어낸 스킨케어 비책이다. 온천수는 순수하고 미네랄과 특정 박테리아가 풍부하여 피부의 불순물을 제거하고, 피부를 진정시켜 재건하며, 피부에 수분을 공급한다.[230]

아래 표에 정리된 머드, 클레이 및 온천수는 임상 연구에서 피부 마이크로바이옴에 이롭다는 사실이 검증되었다.

피부 건강과 피부 마이크로바이옴에 대한 효과[231]

	천연 원소(함유 박테리아) 및 지역	효과
클레이	-액티노박테리아(Actinobacteria) -캐나다의 키사미트 클레이 (Kisameet Clay)	액티노박테리아는 항균성 물질을 생산한다. 피부를 외부 침입자로부터 보호하기 위해 장벽을 강화하고, 맑게 해준다.
온천수	-아쿠아필러스 돌로미아에 (Aquaphilus dolomiae), 비트레오실라 필리포미스 (Vitreoscilla filiformis) -프랑스 온천수(Thermal Water)	아쿠아필러스 돌로미아에는 강력한 항염에 효과적이며, 아토피성 피부염에 좋다고 알려져 있다. 또 다른 박테리아인 비트레오스킬라 필리포미스도 마찬가지로 아토피성 피부염 치료에 효과적인 것으로 나타났다.
머드	-시아노박테리아(Cyanobacteria)와 규조류(Diatom) -이탈리아의 에우가네안(Euganean) 분지의 머드 온천(Thermal Mud)	시아노박테리아와 규조류는 항미생물성과 항진균에 매우 효과가 있다. 특히, 규조류는 항염 효과를 제공하는 화합물을 생산한다.
	-펠로박터 종(Pelobacter species) -이탈리아 시르미오네(Sirmione)의 머드 온천(Thermal Mud)	펠로박터 종은 강한 항염증 및 항미생물성을 특징으로 한다.
	-이스라엘의 사해 머드	소금, 황 마그네슘, 칼륨 등 항염증, 항미생물 특성과 미네랄이 풍부한 성분이 건선, 두드러기 및 좁쌀여드름, 홍조, 수분이 부족한 주름진 피부에 효과적인 것으로 나타났다.

| 표 7.1 | 천연 원소와 피부 마이크로바이옴

피부를 위한 진정한 자연의 힘이 아닌가! 이들은 화학적이고 물리적인 방식으로 피부 생태계 성장의 전반을 돕는 진정한 에너지 발전소인 셈이다. 늪지의 모아 머드Moor mud나 해조류 머드와 같은 다른 머드들도 맑고 균형 잡힌 견고한 피부를 만들어준다. 유서 깊은 온천에서 머드 케어를 받든 집에서 셀프 케어를 하든지 간에, '깨끗한' 것에 관해 다시 생각해보고 피부에 약간의 진흙을 묻힐 때이다.

꿀

오래전부터 많은 문화권에서 꿀을 피부 치료제로 사용해왔다. 꿀의 독특한 치료 및 치유 능력은 클렌징과 발진, 상처 재생에 도움이 된다. 항미생물성과 항산화 성분을 함유하여 피부조직의 회복과 재생을 촉진할 수 있다.[232] 꿀이 피부 마이크로바이옴에 있어서 가장 중요한 역할은 유익한 상주 박테리아를 파괴하지 않고 피부 전반에 분포해 있는 해로운 병원균만 죽인다는 것이다.

스킨케어를 위한 꿀을 구매할 때 고려해야 할 한 가지 핵심 사항은 꿀의 품질이다. 꿀은 매우 다양하며 계절적, 환경적 요인뿐만 아니라 꽃의 원산지에 따라 품질이 각양각색이다. 피부에는 뉴질랜드산 마누카와 카누카 꿀이 가장 좋다.[233] 이 꿀들의 영양과 미생물 성분은 여드름, 아토피성 피부염, 건선, 홍조, 상처 재생과 같은 국소 부위 치료에 효과가 있음이 임상학적으로 입증되었다. 천연 꿀은 또한 자외선으로 인한 피부 손상 회복에 효과가 있는 것으로 밝혀졌으며, 오래 두어도 변질되지 않는다는 놀라운 성질도 가지고 있다.[234] 꿀을 피부에 바르든 식사의 일부로 즐기든지 간에, 청정 지역 농가에서 올바른 방법으로 채집한 꿀을 구매하는 것은 우리의 생태계와 벌의 복지를 지원하는 것임을 유념하길 바란다.

발효 유제품을 피부에?

지난 몇 년 동안, '기능성'으로 설계된 음식의 성분들이 스킨케어와 뷰티 진열대에 이름을 올렸는데, 프로바이오틱도 예외가 아니었다. 바르는 요거트 팩도 피부 건강에 도움이 된다고 한다. 어떻게 그것이 가능할까? 락토 발효 유제품은 유제품의 당분이 젖산으로 변환될 때 여러 발효 과정을 거치게 되는데, 이것은 피부의 여러 부위에 유익하다. 자연적으로 존재하는 젖산 생성 박테리아인 락토바실러스와 비피더스균과 더불어, 요거트는 피부를 진정시키고 균형을 맞추는 데 도움을 준다.[235] 한 연구에서, 국소적으로 바르는 요거트 마스크는 피부 탄력과 수분 함량, 피부톤 개선에 효과가 있음을 밝혔다. 마찬가지로 여드름과 잡티가 발생하기 쉬운 피부 치료에도 차도를 보였다.[236] 나는 일주일에 한 번 그릭 플레인 요거트, 프로바이오틱 캡슐 그리고 약간의 꿀을 첨가하여 투명한 피부와 영양 공급을 위한 팩을 한다.

여기 내가 약간의 변화를 준 선호 레시피가 있다. 얼굴에 팩을 바르기 전에 항상 팔에 소량 도포하는 피부 테스트를 당부한다.

프로바이오틱스와 꿀이 함유된 영양 팩

프로바이오틱 캡슐 1개(최소 100억 CFU의 신바이오틱이 들어가 있는 것을 권장한다), 그릭 플레인 요거트 3큰술, 천연 꿀 1큰술

1. 깨끗한 유리 볼에 프로바이오틱 캡슐을 열어서 넣고 요거트와 꿀을 섞는다.
2. 눈가를 피해 얼굴과 목에 골고루 바른다.
3. 15~20분 정도 기다린다.
4. 미지근한 물에 적신 깨끗한 천으로 아주 부드럽게 닦아내고 가볍게 두드려 흡수시킨다.
5. 프로바이오틱 보습제로 여분의 영양을 공급해준다.
6. 일주일에 1~2회 정도가 적당하다.

바이옴 뷰티 팩트체크

✺ 프로바이오틱스는 좋은 박테리아 공급원이며, 유해한 박테리아를 퇴치함과 동시에 피부 미생물무리를 배양한다.

✺ 프로바이오틱 젖산 박테리아는 피부 표면의 각질을 자극 없이 제거해준다.

✺ 꿀은 프리바이오틱스의 공급원으로, 피부 수분을 채워주고 보호해주는 습윤제 역할을 하며 항미생물의 특성이 있다.

수분과 활력 공급에 좋은 팩

✺ 영양 팩에 포도씨 오일, 아보카도 오일 또는 올리브유 1작은술을 추가한다.

✺ 영양 팩에 로즈 힙 오일이나 당근 씨 오일 5방울을 넣는다.

투명하고 디톡스에 좋은 팩

우선 프로바이오틱스와 꿀이 들어간 영양 팩을 사용하기 전에 다음의 방법을 통해 피부의 디톡스를 권한다.

※ 그린 클레이 1큰술과 호호바 오일 1작은술을 섞는다.

※ 세안 후 아무것도 바르지 않은 얼굴에 도포 후 10분간 그대로 둔다.

※ 미지근한 물에 적신 깨끗한 천으로 부드럽게 닦고 톡톡 두드려 정리한다.

※ 영양 팩을 사용하기 전에 10분간 기다린다.

※ 영양 팩에 라벤더 에센셜 오일 3방울을 넣는다.

피부 진정과 정돈에 좋은 팩

※ 유기농 알로에 베라 젤 1큰술과 카모마일 에센셜 오일 5방울을 영양 팩에 첨가한다.

전신을 관리하려면 머드나 해조류, 켈프 바디 팩이나 입욕제를 사용하면 된다(이미 시중에 많은 제품이 있다). 팩이나 입욕제가 피부에 최소 15분 동안 맞닿아 있게 한다. 팩을 헹구고 난 후, 몸에 코코넛 오일을 바른다. 코코넛 오일은 수분 충전ultrahydrating, 진정, 항균 작용이 있어 자극적이고 건조하고 가려운 피부를 진정시키는 데 도움이 된다. 2주마다 해주는 것이 좋다.

프로바이오틱 스킨케어 제품에서 찾아봐야 할 것은?

여러분과 함께 잘 성장해온 피부 미생물무리와 생태계의 독특한 결합을 유념하기 바란다. 이러한 결합에 따라 각각의 제품은 개인마다 다르게 발현될 수 있다. 피부에 가장 잘 맞는 제품을 찾으려면 몇 가지 다른 제품들도 사용해보아야 한다. 나는 또한 여러분에게 좀 더 천연 성분의 제품을 구매하고, 파라벤**parabens**이나 프탈레이트**phthalates**와 같은 유해한 물질이 들어있는지 잘 살펴볼 것을 권장하고 싶다. EWG**The Environmental Working Group, 미국의 환경운동연합**의 화장품 데이터베이스는 성분의 안전성을 확인해볼 수 있는 훌륭한 정보원이다. 또한, 5장에서 언급한 바와 같이 프로바이오틱스 제품의 경우 민감성과 안정성 문제로 인해 다소 복잡한 과정이 요구될 수 있다. 업계에서는 냉동 건조, 활성과 비활성 중 어느 것이 최상의 형태인지에 관한 여러 질문이 있다. 아직은 이것에 대한 답변을 내리기에는 조금 시기상조인 것 같다. 여전히 상반된 연구 결과의 증거들과 국소 프로바이오틱스에 대한 규제 기준이 없기 때문이다. 산업이 점차 커짐에 따라, 이 분야의 이해와 발전도 향상될 것이다.

스킨케어 제품의 라벨 올바르게 이해하기

제품을 피부에 바르기 전, 제품에 무엇이 들어 있는지 알아보자.

프로바이오틱스 스킨케어
PROBIOTICS NOW SKINCARE

사용 지침: 눈 주위를 피하고 적당량을 덜어 깨끗한 얼굴 전체에 부드럽게 발라주세요.
Directions for Use: Avoiding eye area, dispense a small amount and gently apply onto cleansed face.

활성 성분: 물(아쿠아), 글리세린, 락토바실러스, 올레아 유로페아(올리브) 열매 오일, 비티스 비니페라(포도) 잎 추출물, 락토바실러스/레몬 껍질 발효 추출물, 이눌린, 아마씨(린씨드) 오일, 히알루론산나트륨, 토코페롤, 로즈마리 오일 추출물

Active Ingredients: Water (Aqua), Glycerin, Lactobacillus, Olea Europaea(Olive) Fruit Oil, Vitis Vinifera (Grape) Leaf Extract, Lactobacillus/Lemon Peel Ferment Extract, Inulin, Linum Usitatissimum (Linseed) Oil, Sodium Hyaluronate, Tocopherol, Rosmarinus officinalis (Rosemary) Oil Extract

무첨가: 파라벤, 황산염, 프탈레이트, 염료, 글루텐, 합성 향료, GMO, 트리클로산, 알코올, 디메티콘, 실리콘, 동물 유래 성분

Free from: Parabens, Sulfates, Phthalates, Dyes, Gluten, Synthetic fragrance, GMOs, Triclosan, Alcohol, Dimethicone, Silicone, Animal-derived ingredients

유통 기한: 12/19
Expiration 12/19

- **물(Water)** - 라벨에는 가장 많은 성분부터 가장 적은 성분 순으로 기재되어 있다. 즉, 상위에 기재된 성분들은 제품에 더 많이 들어 있다. 본 제품에서는 물의 함량이 가장 높다.

- **락토바실러스(Lactobacillus)** - 프로바이오틱스 종, 아종 또는 특정 균주를 말한다. 라벨 어디쯤 있는지도 유의해야 한다.

- **올리브(Olive)** - 재료의 표준화된 명칭은 공식 화학명 혹은 학명 옆 괄호 안에 기재되어 있다.

- **락토바실러스/레몬 껍질 발효 추출물(Lactobacillus/Lemon Peel Extract)** - 일부 프로바이오틱스에는 레몬 껍질 같은 다른 활성제가 첨가되어 있을 수 있다.

- **이눌린(Inulin)** - 프리바이오틱스의 공급원이다. 표준화된 명칭으로 기재하거나, 추출한 식물이나 식품원과 함께 라틴어로 기재될 수 있다.

- **로즈마리 오일 추출물(Rosmarinus officinalis (Rosemary) Oil Extract)** - 라벨에서 천연 방부제를 찾는다. 위장 방부제 성분들을 조심해야 한다. 일부 방부제는 향료로 위장될 수 있다. 재료명에 익숙하지 않은 경우, EWG의 안전 성분 데이터베이스에서 찾아 확인한다.

- **무첨가(Free from)** - '~가 첨가되지 않은' 리스트를 확인한다. 대부분의 상위 브랜드 Parents brand 들은 대개 그들의 첨가물 리스트와 품질 표준 뒤에 가장 상세한 정보를 제공한다. 하지만 다음과 같은 대체 성분에 주의해야 한다. 예를 들어, 제품에 '알코올이 없는' 경우, 에틸 알코올 Ethyl alcohol, 세틸 알코올 Cetyl alcohol, 스테아릴 알코올 Stearyl alcohol, 세테아릴 알코올 Cetearyl alcohol, 라놀린 알코올 Lanolin alcohol 의 유무를 확인해야 한다.

- **유효기간(Expiration)** - 제품의 신선도를 유지하기 위해 유효기간과 보관 조건을 확인한다.

주목해야 할 성분

프로바이오틱스 라벨을 볼 때는 프로바이오틱 균주들과 연료가 될 프리바이오틱스를 찾아봐야 한다. 이미 4장에서 건강한 피부를 유지하기 위해 임상학적으로 검증된 프로바이오틱 종과 아종과 균주에 관해 언급했지만, 국소 부위 제품에서 무엇을 찾아야 하는지 쉽게 알 수 있도록 조금 더 요약하고 단순화하였다.

- **락토바실러스 종**Lactobacillus species – 가장 다양하며, 피부에 달라붙어 피부에 어떤 유익을 주는지 가장 널리 연구된 젖산균Lactic acid bacteria 균주 그룹이다.

- **비피더스균 종**Bifidobacterium species – 락토바실러스와 함께 사용하면 피부에 더욱 효과적임이 다수의 연구를 통해 입증되었다. 보습에 효과가 좋다.

- **비트레오실라 필리포미스**Vitreoscilla filiformis – 피부 장벽을 강화하고, 피부를 진정시키며, 밸런스를 맞춰준다.

- **니트로박터**Nitrobacter – 바다와 토양에서 발견되는 이 박테리아는 체내와 피부에 유익한 번식 효과를 주는 분자인 질산염을 생산한다는 점에서 매우 흥미롭다. 항진균 성질을 가지고 있으며, 외부 환경 침입자로부터 피부세포를 보호하는 데 도움을 주는 것으로 알려져 있다.[237]

- **프리바이오틱스**Prebiotics – 올리고당, 갈락토 올리고당, 프락토 올리고당과 같은 프리바이오틱 당류나 프리바이오틱스가 함유된 식품 원을 찾아 섭취하는 것이 이상적이다. 모두 제품 내의 프로바이오

틱스의 좋은 연료원이 되어주며, 여러분의 피부에 있는 좋은 박테리아가 잘 생육할 수 있도록 장려한다.

- **프로바이오틱스 대사물질** - 프로바이오틱스는 죽고 난 후 피부에 긍정적인 영향을 미칠 수 있는 대사물질을 남길 수 있다. 사실, 스킨케어 브랜드들은 이러한 부산물을 프로바이오틱스와 함께 활성 성분으로 판매하기 시작했다. 유기산으로는 피부 pH 균형을 맞춰주고, 진정과 보습에 효과가 있는 히알루론산hyaluronic acid과 피부 장벽 강화 및 홍조 개선에 좋은 리포테이코산Lipoteichoic acid이 있다. 또한 보습에 좋은 세라마이드의 생산을 촉진하는 효소와 탄력 있고 매끄러운 피부 유지에 도움이 되는 당단백질Glycoprotein이 있다.
- **보조 성분**Complementary ingredients - 보조성분들은 피부 마이크로바이옴들의 피부 장벽을 강화하고 보호하는 데 도움을 준다. 국소 부위 제품들은 종종 식물성, 식물성 항산화제에 피토세라마이드Phytoceramide와 같은 보조 성분을 첨가하는 방식으로 제조된다.

이런 피부엔 이런 프로바이오틱 박테리아가 좋다

다음은 프로바이오틱스 및 피부 건강에 관한 임상 연구 결과를 토대로 피부 질환마다 효과적인 프로바이오틱스를 나열한 것이다. 스킨케어 상품의 라벨을 검토할 때, 이것을 참고하면 좋을 것이다.

- **항노화**Anti-Aging, **오염 방지**Antipollution, **피부 보습 및 광채** - 락토바실러스 존스니Lactobacillus johnsonii와 락토바실러스 플란타럼Lactobacillus plantarum, 락토바실러스 액시도필러스Lactobacillus acidophilus를 포함한 모든 락토바실러스 박테리아와 비피도박테리움 브레브Bifidobacterium breve, 스트렙토코쿠스 써모필러스 Streptococcus thermophilus 등, 이 박테리아들은 강력한 피부 장벽과 수분 공급에 도움이 되는 세라마이드 생산에 도움을 준다.[238]

- **여드름과 잡티가 잘 생기는 피부** - 바실러스 코아글란Bacillus coagulan, 비피도박테리움 비피덤Bifidobacterium bifidum, 비피도박테리움 락티스Bifidobacterium lactis, 락토바실러스 액시도필러스, 락토바실러스 불가리쿠스Lactobacillus bulgaricus, 락토바실러스 카제이 Lactobacillus casei, 락토바실러스 파라카제이Lactobacillus paracasei, 락토바실러스 플란타럼, 락토코커스 락티스Lactococcus lactis, 엔테로코커스 패칼리스Enterococcus faecalis, 스트렙토코쿠스 살리바리우스 Streptococcus salivarius[239]

- **항염증제가 필요한 민감성 피부** - 비피도박테리움 롱검Bifidobacterium longum, 락토바실러스 카제이, 락토바실러스 퍼멘텀Lactobacillus fermentum, 락토바실루스 파라카제이, 스트렙토코쿠스 써모필러스[240]

- **아토피성 피부염** - 락토바실러스 카제이, 락토바실러스 람노서스 Lactobacillus rhamnosus, 스트렙토코쿠스 써모필러스, 비피도박테리움 브레브, 락토바실러스 액시도필러스, 비피도박테리움 인판티스 Bifidobacterium infantis, 락토바실러스 불가리쿠스, 락토바실러스 살리바리우스Lactobacillus salivarius[241]

- **건선** - 락토바실러스 파라카제이, 락토바실러스 펜토서스Lacto

bacillus pentosus, 비피도박테리움 인판티스[242]
- **홍조** - 모든 락토바실러스 종과 비피도박테리움 종[243]
- **비듬과 두피 가려움증** - 락토바실러스 파라카제이[244]

피부 위에서 가꾸는 바이옴

　마이크로바이옴을 통해 피부 건강을 챙기는 것이 결국 피부 장벽을 견고하게 유지하는 길이다. 과도한 클렌징과 가혹한 화장품 성분들, 각종 기초제품, 메이크업, 향료 등, 피부 위에 겹겹이 쌓은 두꺼운 층에 관한 요인을 재고하여, 피부가 숨을 쉴 수 있도록 무게를 덜어주어야 한다. 3장에서 말했듯 피부는 외부 환경에 의해 디스바이오시스 상태에 쉽게 빠질 수 있다는 것이다. 이 책을 쓰면서 내가 정리한 연구 결과들을 통해, 나는 미생물에게 우호적인 스킨케어에 대한 몇 가지 일반적인 지침을 나눠보고자 한다. 필요하다면, 피부과 의사나 피부미용 전문가와 상의하여 좀 더 적합한 개별적인 지침들을 받아보길 권장한다.

　피부 미생물군(바이옴)의 긍정적인 성장과 균형 잡힌 건강을 위해서 먼저 우리의 일상을 떠올려보자.

- ✺ 세안 시 물의 온도를 미지근하게 낮춘다. 장시간 샤워나 욕조에 앉아 있는 것을 피한다. 뜨거운 물은 피부 본연의 유분기를 벗겨낸다.
- ✺ 클렌징이나 건조 시 수건으로 가볍게 두드려준다.
- ✺ 각질 제거제와 딥 클렌저 제품의 사용을 자제한다. 이 제품들이 죽

은 피부 세포와 과도한 각질들을 제거하는 데는 탁월하지만, 지속적인 사용은 피부 장벽을 허물고, 여러분의 피부를 오염물질과 바르는 다른 제품들에 더 민감하고 취약하게 만들 수 있다.

☀ 알코올이나 황산염Sulfate 대신 물을 주성분으로 하는 순한 천연 클렌저(비누 대신)로 대체한다. 예를 든다면 프리바이오틱스와 프로바이오틱스, 인증된 유기농 성분, 순한 클렌징 오일 및 워터가 들어있는 클렌저 구매를 추천한다.

☀ 피토세라마이드, 카로티노이드와 폴리페놀 항산화제 같은 보조 성분과 함께 프리바이오틱스 및 프로바이오틱스가 함유된 데일리 보습제는 피부를 가꾸고 마이크로바이옴이 잘 성장하는 데 도움이 된다.

☀ 밤에는 여러분의 마이크로바이옴이 충분히 재충전할 수 있도록 고농도의 보습제를 사용하도록 한다.

☀ 피부 개선을 위해 천연 성분의 얼굴, 두피, 바디 팩 등을 사용해 본다. 노화 및 민감성 피부의 경우, 수분 보충을 위한 머드 또는 해조류가 들어있는 팩을 추천한다. 좁쌀여드름이나 두드러기가 자주 나고, 지성 피부인 경우에는 핑크 또는 그린 클레이 마스크팩으로 불순물과 피지를 제거해주는 것이 좋다. 이런 완전한 천연 제품은 그 대사물질뿐만 아니라 비타민이나 미네랄 솔트Mineral salt, 항산화 물질을 공급하여 피부를 정화하고 균형을 맞추는 데 효과적이다. 내가 가장 좋아하는 두피와 헤어 트리트먼트 중 하나는 ESPA(영국의 스파 브랜드)의 Pink Hair and Scalp clay 두피 팩이다. 두피와 머

리카락을 관리하는 데 매우 효과적이다. 또한, 온천수 성분이 함유된 제품은 피부 진정 효과와 균형을 되찾아준다. 매일 스프레이로 뿌리거나 제조업체의 사용 지침을 따를 것을 권장한다.
* 매일 사용하는 화장품의 수를 줄인다. 과도한 메이크업은 여러분의 피부를 화학 물질에 노출시키고, 피부를 질식시키며, 닦아내기 위한 여러 단계의 클렌징이 필요하다. 일상 또는 매일 사용하는 양도 줄인다. 가능하면 미네랄 및 천연 성분 브랜드로 대체하는 것이 좋다.

우리가 피부 마이크로바이옴이나 프로바이오틱스에 대해 배운 모든 것을 실생활에 한번 직접 시도해보는 것은 어떨까? 이미 여러분의 피부에 상주하며 기세가 등등한 일반적인 박테리아 종이 있을 테지만, 마이크로바이옴은 고유하며, 여러분이 노출되는 환경과 라이프스타일에 항상 영향받는다는 것을 기억하길 바란다. 그래서 균형 잡힌 건강한 피부를 위한 식단과 환경 노출뿐만 아니라, 현재의 피부 건강 상태와 거기에 작용하는 제품들을 고려하는 것이 중요하다. 공생과 생물의 다양성의 개념은 피부에 서식하는 미생물을 넘어서는 것이다. 미생물과의 공존을 거시적 차원이라고 한다면, 우리의 피부를 맑고 투명하고 건강하게 유지하도록 돕는 미생물은 미시적인 관점에 관한 것이라고 할 수 있다.

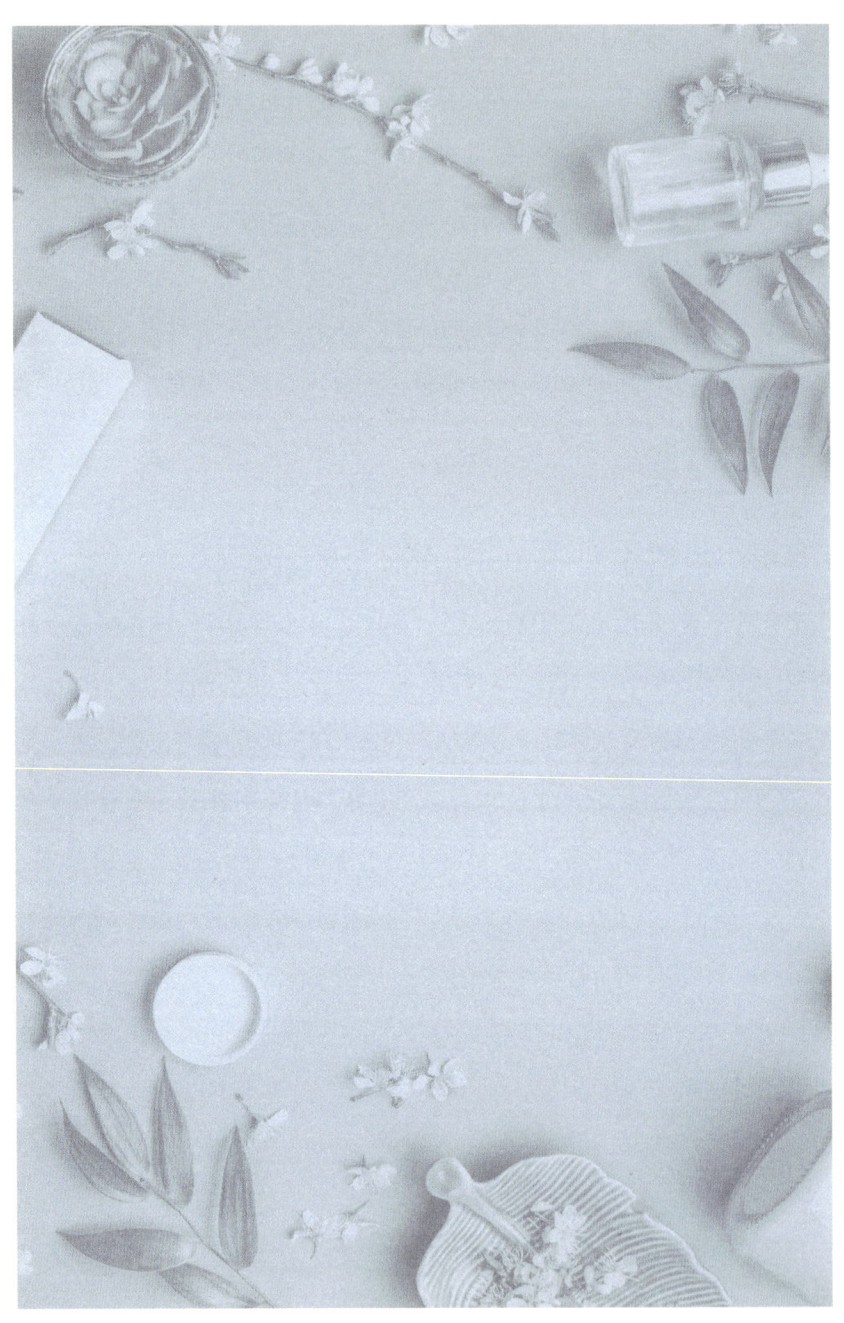

Good Bacteria for Healthy Skin

8장

일상 속에서 뷰티 바이옴 가꾸기

인체 피부의 1cm² 당 최대 10억 개의 미생물이 살 수 있다. 이러한 다양한 미생물 공동체는 감염으로부터 우리를 보호하지만, 만약 우리가 우리의 피부를 돌보지 않고 다채로운 생태계를 가꾸지 않는다면, 피부는 점차 예민해질 것이고 여러 질환의 발병 가능성 또한 증가하게 될 것이다.[245]

잘 가꿔지고 균형 잡힌 피부 마이크로바이옴은 환경에 잘 적응하여 궁극적으로는 우리를 해로운 병원균과 오염물질로부터 지켜주는 충직한 용사의 역할을 수행할 것이다. 그러나 균형이 깨지면, 그 즉시 병원체와 오염물질을 차단하고 통제하는 피부 박테리아들이 손상되기 시작한다. 그 결과 피부는 이러한 환경 스트레스 요인에 취약해지고 지나치게 예민해지게 된다. 피부 마이크로바이옴을 진정으로 잘 배양하기 위해서는 우리를 둘러싼 환경과 소비하는 모든 것이 피부에 영향을 미친다는 사실을 항상 인지하는 것이 중요하다. 계속 언급해왔지만, 우리의 마이크로바이옴에 영향을 미치는 여러 가지 요인을 아래에 정리해보았다.

- ✹ 환경 및 외부적인 요인 - 영양 상태, 프리바이오틱스, 프로바이오틱스, 신바이오틱스, 심리적 스트레스와 생활습관, 대기의 질(실내나 도시 및 농촌 환경에서), 국소 부위 스킨케어와 화장품, 애완동물, 약물 및 항생제
- ✹ 내부적 요인 - 노화, 유전, 면역 및 건강 상태, 호르몬 변화[246]

피부 마이크로바이옴과 관련된 부분 중 국소 부위 스킨케어나 식생활은 전체의 절반에 지나지 않는다. 영양, 스킨케어, 생활습관이 골고루 균형을 이루고 충족될 때, 우리 피부는 진정한 꽃을 피우게 될 것이다. 따라서 나는 여러분이 안팎으로 여러분의 바이옴을 통해 피부 건강을 재고할 수 있도록 돕기 위해 몇 가지 실용적인 가이드라인과 팁을 마련하였다.

우선 최신 피부 마이크로바이옴 연구 결과들을 기반으로 이 책 전반에 걸쳐 소개해왔던 피부 바이옴 철학을 살펴보고자 한다. 다음의 세 단어를 바이옴에 우호적인 라이프스타일을 위한 핵심 요소들로 선정하였다.

- **정화**Purify - 매일 소비하고 바르는 모든 것의 '독소'가 체내에 축적하는 것을 최소화한다. 여기서 주된 목표는 건강하고 독성이 없는 종합적인 스킨케어에 대한 움직임이다.
- **배양**Nurture - 피부 바이옴의 균형과 배양을 위해 우리가 관심을 기

울여야 할 부분은, 미생물 친화적인 영양이나 보충제, 스킨케어 방법 등을 통하여 다양한 미생물이 성장할 수 있는 환경에의 노출이다.
- **균형**Balance - 근본적인 스킨케어를 위한 건강과 라이프스타일 루틴을 정립하여 건강한 광채 피부를 유지한다.

아름다운 피부 바이옴을 위한 플랜

6장에서 우리는 좋은 박테리아는 장내 환경을 개선하고 보강할 수 있는 중요한 역할을 한다는 것을 배웠다. 이 좋은 장 박테리아는 피부와 피부 마이크로바이옴의 건강과 기능에까지 영향을 미친다. 장을 피부로 가는 '관문'으로 생각하면, 프리바이오틱스와 프로바이오틱스에 중점을 둔 영양 공급 및 보충을 통해 과민성과 알레르기성 또는 염증성 질환 등을 개선할 수 있다. 임상학적 증거에 기초하여 유당 발효와 폴리페놀이 풍부한 식단은 장의 장벽과 미생물무리를 재건하는 데 효과적이다.

'깨끗한 식사'라는 말을 쓰고 싶지는 않지만, 식탁에서 독소를 제거하거나 최소화하는 것을 고려하는 것은 중요하다. 이것은 신체에 스트레스를 주거나 과중한 부담을 줄 수 있는 오염된 음식에 들어 있는 독소와 화학물질에 대한 노출을 줄이는 데 도움이 될 것이다. 당신의 피부는 소화기관의 건강과 연관되어 있으므로, 장이 건강하지 않을 때(예: 장누수증후군, 음식물 알레르기, 유해한 박테리아 과잉 성장) 피부의 면역력과 정상적인 기능이 약화될 수 있다. 알레르기를 유발하고, 가공되어 있으며, 잘 소화되지 않는 식품들을 식탁에 올리지 않는 것은 우리의 몸에 휴식과 안팎의 균형을 재정비할 수 있는 여유를 준다. 이러한 고위험군 식품에는 흰 쌀, 빵, 파스타 면, 유제품, 정제 설탕, 대체 감미료, 커피, 식품 착색제, 조미료, 방부제 등이 있다.

참고 : 프로그램을 시작하기 전에 본인의 바이옴 상태를 알고 싶다면, 대변 샘플로 장내 마이크로바이옴 테스트를 해주는 시중의 많은 회사를 이용하면 된다. 검색하여 업체들을 비교, 선정한 후 당신의 대변 샘플을 제공하면 업체에서는 테스트 결과에 근거한 식단 가이드라인을 회신해줄 것이다. 이러한 결과는 피부 바이옴을 고려할 때 유익할 수 있는데, 이는 여러분이 피부를 위해 신체 내부를 어떻게 잘 가꿔야 하는지에 대해 더 잘 알게 될 것이기 때문이다. 이것은 개인 영양 관리의 새로운 영역으로 자리 잡아 가고 있다.

바이옴 뷰티를 위한 필수 영양소

다음은 이렇듯 많은 유익을 주는 좋은 박테리아들의 성장에 도움이 되는 4가지 지침이다. 한 달 정도 지나면 식생활과 생활습관에 가장 잘 맞는 패턴을 찾을 수 있을 것이다.

1. 하루에 두세 가지 발효된, 프리바이오틱 및 프로바이오틱이 풍부한

음식을 섭취한다. 하루에 한 끼부터 시작해서 천천히 횟수를 늘려 가면 된다. 아래의 식품들을 추천한다.

- 살아 있는 유산균 요거트, 케피어(유제품이나 아몬드, 코코넛 밀크로 만든)
- 유제품, 견과류, 씨앗으로 만들어진 프로바이오틱이 풍부한 치즈
- 양배추 절임**Sauerkraut**, 김치 등과 같은 발효 야채
- 젖산 발효 피클
- **템페Tempeh, 대두 발효 식품**
- 낫토
- 미소 된장
- 콤부차
- 살균되지 않고, 정제되지 않은 유기농 애플 사이다 비니거**apple cider vinegar, 사과초모식초**(물:식초를 1:1 비율로 희석해서 사용해야 한다) 식전에 섭취할 시, 소화에 도움이 될 수 있지만, 과용은 금물이다. 또한, 과산증이나 위궤양이 있다면 삼가는 것이 좋다.
- 신선한 샐러드에 드레싱과 함께 쓰이는 발사믹 식초

2. 프리바이오틱스 및 프로바이오틱스 보충제를 고려한다. 피부 상태와 목적에 적합한 프로바이오틱스를 선택한다. 최소 100억 CFU**Colony-Forming Units** 이상의 프리바이오틱스가 들어 있는 신바이오틱스가 좋다.

3. 하루에 10~15방울 정도의 클로로필**Chlorophyll, 엽록소**을 물에 희석해 꾸준히 섭취한다. 클로로필은 강력한 해독제이며 병원균과 내독소

의 과잉 성장을 억제하고, pH의 균형을 맞추고, 건강한 장내 미생물무리를 촉진하는 데 도움을 준다.[247]
4. 일주일에 서너 가지 영양소가 풍부하게 들어 있는 스무디나 신선한 즙을 섭취하고 미생물에게 우호적인 죽과 차를 매일 조금씩 마시기 위해 노력한다.

식생활 변화로 생기는 가벼운 신체 변화들

식단을 바꾸면 가벼운 부작용이 생길 수 있다. 이것들은 보통 첫째 주 내에 발생하며 그 이후에 가라앉는다. 여기에는 다음의 현상이 포함될 수 있다.

피부 잡티 - 우리의 피부는 일종의 배출 기관이고, 식단을 바꾸는 첫 주 정도에 잡티가 생겼다가 가라앉는 것이 일반적이다. 이것은 여러분의 피부가 스스로 균형을 되찾으려고 노력하는 중이다.

소화불량 - 초기 식단 변화와 섬유질의 증가는 소화기 계통에 지대한 영향을 미칠 수 있으므로 충분한 수분 보충이 필요하다. 생강이나 소화에 도움이 되는 차를 섭취하고, 새로운 식단에 잘 적응할 수 있도록 조금씩 변화시켜 나가는 것이 중요하다. 우리의 몸은 머지않아 이 변화에 곧 익숙해질 것이다.

두통/무기력 - 식단이 바뀌면 이 둘은 흔하게 일어나곤 하지만, 이틀 이상 지속되면 안 된다.

부엌 재정비하기

진정한 뷰티 바이옴 플랜을 위해, 여러분의 부엌을 영양가 있고, 미생물에게 친화적이며, 프리바이오틱 및 프로바이오틱이 풍부한 음식들로 다시 채우길 바란다. 냉동식품을 피하고, 가능하면 유기농이나 제철 식재료를 사용하고, 호르몬과 항생제를 투여하지 않은 초원의 풀을 먹고 자란 동물성 단백질과 체내 수은 축적이 적은 자연산 생선이나 조개를 구매한다. 유기농 농산물을 구매하기 어렵다면 천연 성분의 과일 및 채소 세척제를 사용하여 먹거리에 붙어있는 잔여물을 제거한다. 만일 개인 텃밭에서 과일과 채소들을 직접 재배할 수 있다면, 수확물들을 물에 부드럽게 씻어 약간의 건강한 미생물들을 온전하게 유지한다. 또한, 첫 한 달 동안만 소화기관들에게 휴식을 주고 리셋하기 위해 글루텐, 콩, 유제품을 피하도록 한다. 단 한 달뿐일지라도 피부가 확연히 좋아졌음을 발견할 수 있을 것이다.

재배

- **채소** - 치커리, 마늘, 샬롯, 양파, 파, 돼지감자, 부추, 사보이 양배추 Savoy cabbage, 민들레 잎, 아스파라거스, 얌, 당근, 무, 오이, 피망, 표고버섯, 케일, 콜라드 그린, 시금치, 새싹, 콜리 플라워, 브로콜리, 루꼴라

- **과일** - 수박, 자몽, 딸기, 망고, 토마토, 크랜베리, 레몬

단백질

- **식물성 단백질** – 콩과 콩류(병아리콩, 콩, 검은 콩, 렌틸콩), 식물성 단백질 분말(완두콩, 강낭콩, 삼, 쌀)
- **동물성 단백질** – 무 수은Mercury-free 생선(멸치, 청어, 자연산 연어), 방목형 쇠고기, 닭고기, 칠면조, 양고기, 오메가 3가 풍부한 달걀

탄수화물

- 기울, 보리, 귀리, 와일드 라이스, 퀴노아

지방 및 오일

- 아보카도 오일, 엑스트라 버진 올리브 오일, 해바라기유, 호두유, 아마씨, 참기름

미생물에게 우호적인 식품들

- **락토 발효식품**Lacto-fermented food – 양배추 절임, 김치, 발효 야채, 피클, 콤부차 발효차Kombucha fermented tea, 무가당 요거트, 케피어 또는 유제품 대체식품
무가당 아몬드, 캐슈넛, 코코넛 또는 라이스 밀크(특히 여드름, 홍조, 건선이 심한 경우에는 알레르기를 유발하는 유제품이나 두유보다는 이 둘을 추천한다)
- **견과류와 씨앗**(알레르기가 없다면) – 볶은 아몬드, 피스타치오, 피칸Pecan, 호두, 땅콩버터, 아마씨, 치아씨드, 햄프씨드, 호박씨, 참깨,

해바라기씨
- **허브와 향신료** - 정향, 오레가노, 타임, 펜넬, 계피, 커민, 강황, 바질, 고수 잎과 씨, 로즈마리, 마늘, 후추, 생강
- **차** - 고품질 녹차, 홍차, 루이보스, 생강 뿌리, 강황, 콤부차

그 외에도 저온 살균되지 않은 생꿀, 코코아, 코코넛, 발사믹 식초, 애플 사이다 비니거 및 레드 와인 식초, 신선한 녹즙, 홈메이드 육수, 수프, 강장제 등이 있다.

하루의 시작을 미생물 친화적인 음식으로

매일 피부를 생기 있게 해주는 영양 공급으로 아침을 깨우려면, 먼저 다음과 같은 기본적인 단계를 권한다.

✹ 매일 아침 따뜻한 물에 레몬을 ½개씩 짜서 마시기
✹ 자신이 선택한 차 마시기(추천 레시피 134페이지 참조).
✹ 민트 또는 무염 클로로필을 물에 추가하기
✹ 프로바이오틱스 보충제를 복용법에 맞게 섭취하기

나는 스무디로 하루를 시작하는 것을 좋아한다. 스무디는 매우 편리하고, 활력을 주며, 프리바이오틱스와 프로바이오틱스를 포함한 아름다움을 배가시켜주는 모든 영양소를 손쉽게 얻을 수 있는 방법이기 때문이다. 9장에 있는 레시피를 한번 시도해보고 취향에 맞게 수정할 것을 권한다. 이것은 적어

도 아침 일찍부터 활력과 아름다움을 불어넣는 영양소와 함께 프리바이오틱스와 프로바이오틱스를 얻는 방법에 대한 기초가 될 것이다. 프리바이오틱 이눌린이나 콜라겐과 같은 기능성 파우더를 스무디에 추가해도 괜찮다. 이러한 파우더들을 구매할 때에는 유기농 인증 마크를 확인한다. 개봉 후에는 3개월 이내에 복용해야 한다.

콜라겐은 체내 단백질의 30%를 구성하고 피부 속 단백질의 70%를 구성하기 때문에 건강한 피부에 필수적이다. 진피(피부 가장 깊은 층) 내에 형성되는 콜라겐은 피부 구조를 지탱하는 결합조직의 근간(주름이 형성되는 시작점이기도 하다)이 된다. 특정 단백질 함량이 높은 음식은 건강한 피부 콜라겐 생산을 촉진하고 조기 노화로부터 피부를 보호할 수 있다. 콜라겐 보충 식품으로는 가금류, 달걀, 게, 랍스터, 굴, 피망, 고구마, 아몬드, 해바라기, 참깨, 병아리콩, 강낭콩, 대두, 해조류 등이 있다. 비타민 C가 풍부한 음식과 함께 위의 식품들을 곁들어 먹으면 좋다.

나는 개인적으로 해조류가 함유된 콜라겐 보충제를 선호한다. 최근 연구에서는 하루에 2,000mg의 콜라겐만 섭취해도 피부, 머리카락, 손톱 등의 건강 유지에 충분하다고 밝히고 있으므로, 다량의 콜라겐을 섭취할 필요는 없다. 동물성 콜라겐 파우더에 관심이 없다면, 직접 뼈 육수를 끓이거나(190페이지 레시피 참조) 식물이나 식물성 재료를 찾는 방법이 있다. 예를 들어 동양 전통의학에서 쓰여왔으며, 최근 들어 서양 의학에서도 피부 콜라겐 생성 촉진을 위해 자주 쓰이는 강력한 허브인 병풀Centella asiatica이 있다. 항상 그렇듯이, 만약 여러분이 영양 보충제의 잠재적인 부작용을 염려한다면, 여러분의 건강관리 전문가에게 상담 후 결정하면 된다.

바이옴을 위한 미용식

나는 건강 지킴이이자 NGI(Natural Gourmet Institute, 뉴욕의 채식전문 요리학교) 과정을 이수한 멜리사 누바트(Melissa Neubart)와 함께 프로젝트를 맡아본 적이 있다. 우리는 바이옴 아름다움과 프리바이오틱 및 프로바이오틱 영양 원리를 바탕으로 몇 가지 놀라운 식사 지침과 레시피를 만들었다. 이러한 음식 레시피들은 점심이나 저녁에 효과적이며, 바이옴의 아름다움을 위한 플랜으로 가장 영양이 풍부한 음식을 선택하는 데 도움을 준다.

※ 닭 가슴살 슬라이스, 아보카도, 시금치 위에 페타(Feta)(가능하다면)를 곁들인 피망, 아보카도에 미소 된장 드레싱이 뿌려진 여린 케일 (186페이지), 녹차

※ 퀴노아와 피망에 레몬 허브 비네그레트 드레싱(Vinaigrette Dressing) (183페이지), 당신이 선호하는 미생물에게 우호적인 차

※ 채식주의자를 위한 매콤한 요리
양파, 강낭콩, 검은콩, 칠리파우더, 커민, 몇 가지 발효시킨 채소나 피클 2~3조각, 생강-강황 차

※ 초록잎 채소 잔뜩, 비트, 아보카도-미소 된장 드레싱 샐러드(186페이지), 유기농 저당(Low-sugar) 그릭 요거트(인당 ¾컵)와 소량의 꿀, 녹차

- 렌틸 카레 수프

  초록잎 채소 약간, 아보카도-미소 된장 드레싱(186페이지) 또는 발사믹 비네그레트Vinaigrette 드레싱(188페이지), 녹차

- 페스토 소스를 덧바른 연어구이(185페이지), 와일드 라이스와 찐 브로콜리, 미소 된장국

- 하루 한 번 김치 오믈렛(188페이지)

  초록잎 채소 약간, 아보카도-미소 드레싱(186페이지)) 또는 발사믹 비네그레트 드레싱(188페이지), 녹차

- 세이보리Savory와 구운 병아리콩(187페이지), 루꼴라와 파프리카, 발사믹 비네그레트 드레싱(188페이지), 당신이 선호하는 미소 된장국이나 미생물에게 우호적인 차

주스, 육수, 차

원활한 소화를 위해 식간이나 과식 후에 차와 육수를 곁들이는 것이 좋다. 몸과 피부를 증진하고 보충하기 위해, 매주 하루 이틀 정도나 한 달에 일주일 정도를 신선한 주스의 날로 정하라. 아침이나 식간에 하루에 한두 번 섭취한다. 집이나 스파에서 머드 반신욕을 할 때, 이런 주스를 마시면 효과가 더욱 좋다.

왜 뼈 육수인가?

모든 사람을 위한 것은 아니지만, 장과 피부 건강을 위해 여러분의 식단에 뼈 육수가 있으면 좋은 이유 몇 가지가 아래에 있다.

- 장내 장벽을 강화한다. 장의 내막을 진정시키고, 영양소 흡수를 개선하는 데 도움을 주는 젤라틴과 아미노산 때문에 자폐증과 장 기능 장애와 관련된 여러 질환을 치료하기 위해 사용되는 GAPS Gut And Psychology Syndrome 식단이 권장되고 있다.
- 젤라틴과 단백질이 풍부하다. 뼈 육수에는 단단하고 매끄러운 피부, 머리카락, 손톱을 위한 피부 결합 조직 형성에 필수적인 프롤린 Proline 같은 아미노산과 젤라틴이 들어 있다.
- 간 해독을 돕는다. 뼈 육수에 들어있는 아미노산인 글리신 Glycine 은 간 해독에 도움이 된다.
- 미네랄의 보고이다. 뼈 육수에는 칼슘, 마그네슘, 칼륨, 인이 함유되어 있는데, 모두 소화나 순환, 신경계 기능, 뼈 건강에 중요하다.

바이옴 뷰티를 위한 스킨 케어 플랜

장내 미생물과 달리 피부 미생물은 끊임없이 우리의 외부 환경에 노출된다. 최근까지도 피부를 건강하게 유지하기 위해 우리는 청결에 각별히 신경을 써야 한다고 여겨져 왔다. 이제 기술의 진보 덕분에, 우리는 피부 마이크로바이옴에 대해 훨씬 더 잘 이해할 수 있게 되었다. 많은 임상학적 증거들이 우리의 피부를 어떻게 돌봐야 하는지 당부하고 있다. 다음의 스킨케어 지침들은 당신의 피부 마이크로바이옴을 염두에 두고 고안되었다.

당신의 스킨케어 제품이나 화장대를 싹 청소하라. '독성이 없는 아름다움'을 위한 훌륭한 지침서로는 2010년에 출간된 시오반 오코너Siobhan O'Connor와 알렉산드라 스펀트Alexandra Spunt가 2010년에 쓴 〈오염된 외모는 이제 그만 : 당신의 뷰티 제품에 대한 진실과 안전하고 깨끗한 화장품에 대한 궁극적인 가이드 No More Dirty Looks: The Truth about Your Beauty Products and the Ultimate Guide to Safe and Clean Cosmetics〉이 있다. 이 책은 매우 유익하며 독성이 없고 건강한 아름다움의 개념에 대해 친절하게 알려준다.

또한 오늘날에는 환경 보호를 위한 화장품 데이터베이스의 접근이 쉬워지면서, 스킨케어와 화장품 성분의 건전성과 안전성에 대해 그 어느 때보다도 쉽게 찾아볼 수 있다. 욕실 수납장에 있는 과도한 화학 물질, 방부제, 딥 클렌저(황산염, 파라벤, 트리클로산, 인공 향료, 폴리에틸렌 글리콜Polyethylene glycol, 옥시벤존Oxybenzone, 포름알데히드Formaldehyde 같은 성분이 들어있는) 제품들을 치우는 것에서부터 시작할 수 있다. 화장품, 바디케어, 헤어케어 제품들의 성분을 확인하여 스킨케어 및 화장품에 들어있는 독성 물질을 멀리하자. 피부 바이옴이 여러분에게 감사 인사를 전할 것이다.

순한 유기농, 프리바이오틱 및 프로바이오틱 스킨케어 제품으로 바꿔라. 시중에 이미 관련된 많은 브랜드들이 있고, 여러분의 피부 타입과 목표에 더 적합한 제품들도 쉽게 찾을 수 있을 것이다. 건강하고 독성이 없는 뷰티 제품을 찾기 좋은 최적의 장소는 아무래도 같은 신념을 가진 오가닉 드럭스토어가 아닐까 싶다. Credo Beauty credobeauty.com는 업계 최고 품질의 무독성 브랜드를 하나로 모으는 데 큰 역할을 한 유통업체 중 하나이다. 현재의 스킨케어 루틴을 일시에 바꾸는 것이 힘든 여러분들을 위해 한 가지 제안하자면, 우선 여러분의 피부 타입과 상태에 맞는 프리바이오틱 및 프로바이오틱 클렌저와 보습제로 시작할 것을 권한다.

피부 건강을 위한 미생물 키우기

피부 민감도나 특정 상태 및 질환의 개선을 위해 다음과 같은 관리들을 매주 또는 격주로 시행하길 권장한다.

여드름이나 두드러기 및 좁쌀여드름이 잘 생기는 피부의 경우 머드팩이 좋다. 그린 클레이나 핑크 클레이 제품, 머드나 해조류 마스크팩은 피부에 수분과 영양을 공급해준다. 저렴한 제품보다는 순도가 높고 불순물이 적은 고함량의 마스크팩을 추천한다.

머드나 클레이 팩을 마친 후, 2~3일이 지나면 피부 진정 및 수분 공급 프로바이오틱 팩(피부 타입에 맞는 부스터 성분을 추가해도 좋다)을 해준다. 이는 피부과 시술을 마친 피부나 가렵고 일어난 피부에도 효과가 있다. 귀리와 아보카도는 피부를 진정시키고 촉촉하게 해준다. 일주일에 1~2회 정도면 충분하다.

진정과 수분 공급에 좋은
프로바이오틱 마스크팩

플레인 그릭 요거트 2큰술, 숙성된 아보카도 반쪽, 프로바이오틱(락토바실러스Lactobacillus, 비피더스균Bifidobacterium, 스트렙토코커스 써모필러스Streptococcus thermophilus가 들어있는) 캡슐 1~2개, 생꿀 1작은술, 귀리나 귀리가루 1큰술

1. 재료들을 깨끗한 유리그릇에 넣고 프로바이오틱 캡슐의 분말과 다른 재료들을 잘 섞어준다.
2. 세안한 피부에 바르고 10~20분 정도 기다린다.
3. 미지근한 물에 적신 깨끗한 천으로 부드럽게 닦아내고 가볍게 두드려 말린다.
4. 가능하다면 세라마이드와 프로바이오틱스가 들어있는 보습제를 얼굴에 두껍게 발라준다. 밤에 바르는 것이 더 효과적이다.

바이옴 뷰티를 위한 전신 케어

피부의 pH 균형을 깨뜨리는 황산염이 들어있지 않은 '바이옴에 우호적인' 제품이나 매우 순한 클렌저를 찾아라. 오트밀, 카모마일, 라벤더가 들어있는 제품은 피부에 필요한 유분과 수분을 해치지 않고도 깨끗하게 클렌징 할 수

있다.

　보습제 및 국소 도포 제품의 경우, 피부의 자연 생태계를 방해하거나 파괴하지 않고 피부 마이크로바이옴을 생육하고 피부 장벽을 견고히 하는 데 효과가 있는 세라마이드와 프로바이오틱이 들어있는지 확인하라. 대표적인 제품은 코코넛 오일이 들어간 제품이다. 코코넛 오일은 피부 미생물 균형을 맞추는 데 도움이 된다.

　땀을 흘려라. 운동이든 사우나든 좋다. 땀은 피부 미생물을 위한 프리바이오틱스 역할을 하는 대사물질을 만들어 낸다.

　섬유 선택 및 세탁에 주의하라. 합성 섬유로 된 의류는 피부 미생물에게 부정적인 영향을 미치며, 면이나 삼베, 린넨과 같은 천연 섬유로 된 의류들에 비해 해로운 박테리아가 더 많이 서식할 수 있다. 세탁 시에도 천연 섬유는 합성 섬유보다 더 좋은 박테리아 보유에 유리한 것으로 나타났다.[248]

　스파 타임! 전통방식의 전신 머드팩이나 사우나, 수분 테라피가 있는 스파에 짬을 내어 방문하라. 머드나 해조류에 있는 천연 성분들과 미생물은 피부를 해독하고, 피부 미생물을 재건하며, 피부에 영양을 공급하여 피부 톤을 화사하게 해줄 것이다. 홈 케어를 할 시, 특히 허벅지와 배 부위 같이 건조한 피부를 감싸서 혈액순환과 림프 배액Lymphatic drainage을 촉진시켜라. 그런 다음 바디용 머드팩을 바르고 5~10분 정도 둔다. 목욕 중이라면, 머드팩을 바른 상태 그대로 욕조에 들어가 10~15분 정도 더 기다린다. 샤워 중이라면, 씻기 전에 스팀이 피부 속으로 스며들 수 있도록 몇 분 동안 기다리도록 한다. 당신은 분명 이것을 할 수 있다. 최상의 결과를 얻기 위해 격주로 당신의 몸을 위한 머드팩을 추천한다.

드라이 브러싱Dry brushing은 피부 본연의 유분막은 그대로 둔 채 죽은 각질을 제거하고 혈류 및 림프 배액을 촉진하는 좋은 방법이다. 샤워 전에 브러쉬로 순환이 원활하지 않은 허벅지 부위를 약하고 빠르게 마사지한다.

바이옴 뷰티 라이프스타일

이미 우리 머릿속에 있을 것이다. 1장에서 장- 두뇌- 피부 축을 소개했던 것을 기억하는가? 이 놀라운 미생물 및 신경전달망은 우리의 정신적, 정서적 스트레스에 매우 민감하다. 우리의 피부 생태계가 건강하고 균형 있게 유지되길 바란다면, 스트레스 정도에 각별히 신경을 써야 한다. 명상과 요가는 스트레스 반응을 관리하는 데 효과적이며, 일상에서 쉽게 시도해볼 수 있다. 직접 요가 교실을 신청해도 좋고, 집에서 영상으로 수련해도 좋다. 모크샤 Moksha(또는 핫 요가), 회복 요가, 명상 수업을 골고루 수련하는 것은 심신에 안정을 주고, 균형을 맞춰준다. 또한, Calm과 Headspace와 같은 훌륭한 명상 앱들은 마음을 안정시키고 흐트러진 정신을 한군데 모아줄 뿐만 아니라, 스트레스를 다루고 해소하는 방법과 숙면을 도와준다.

아름다움을 위해 숙면은 필수다. 잠을 잘 때, 우리의 심신과 피부는 다음 날을 위해 재생되고 활성화된다. 저녁에 카모마일, 라벤더, 레몬밤, 시계초꽃Passion flower과 같은 순하고 차분해지는 차를 마셔보자. 숙면에 도움이 되는 여러 차 조합들이 많이 있다. 또한, 마그네슘은 신경계와 몸을 차분하게 해주어 숙면에 도움이 된다.[249]

야외 활동을 최대한 늘린다. 가능하다면, 실내 운동보다는 야외 운동을 권한다. 애완견과 함께 공원에 가고, 더 많은 산책을 하고, 자연과 주변 환경을 둘러보는 데 가능한 한 많은 시간을 할애하길 바란다. 3장에서 이야기했던 것처럼, 이는 피부 밸런스와 건강한 생태계 구축에 도움을 준다. 외출 시 자외선 차단제 바르기를 권한다.

자연과 다시 친해지는 가장 좋은 방법의 하나는 텃밭 가꾸기다. 채소와 허브를 직접 재배하는 것은 미생물이 풍부한 토양에서 유기농 식재료를 얻을 수 있고 야외에서 많은 시간을 보낼 수 있다는 장점을 두루 가지고 있다. 농업과 생명공학을 전공하는 나의 동기이자 친구인 마이크 로프슨Mike Rohlfsen보다 이에 관해 더 잘 설명해줄 이는 없지 않을까 싶다.

마이크는 미생물이 다양한 텃밭을 만들고, 꽃이나 허브를 지속해서 수확할 수 있는 다음과 같은 몇 가지 팁을 알려주었다.

"텃밭을 처음 가꿔보는 사람이라면 일단은 허용되는 자유로운 시간에 가장 쉬운 일부터 찾아 집중할 것을 권한다. 처음부터 너무 욕심을 내지 말고, 차분한 마음으로 하나하나 차근차근히 해나가길 바란다. 지나친 욕심이 실패를 자초할 수 있다. 성공적인 첫걸음을 떼었다는 것만으로도 성취감을 맛볼 수 있을 것이다.

먼저 흙을 고르게 하는 것이 최우선 과제이다. 좋은 흙이 좋은 텃밭 가꾸기의 반을 차지한다. 운이 좋다면, 당신은 처음부터 좋은 땅을 살 수도 있다. 잘 숙성된 퇴비나 거름은 좋은 유기물질의 공급원이 되어 흙을 비옥하게 한다. 이런 과정은 매년 토양의 미생물 활동을 건강하게 유지하고, 자라나는 채소들의 면역력 증진에 도움이 되는 영양분을 섭취할 수 있게 해준다. 유기농 비료도 매우 도움이 되지만, 상당한 양의 유기물이 함유된 표준 비료도 흙에 도움이 된다.

북아메리카(미국과 캐나다)의 거의 모든 지역에는 인근 농업 증설 사무소나 대학에 다양한 농작물에 대한 현지 농법들이 있다. 적절한 토양이나 비료, 모종 시기 등의 정보를 수집하기 위해 미리 이곳을 찾는 것도 좋은 방법이다. 유튜브에도 수백 개의 좋은 영상들이 있다.

자주 간과되는 또 다른 중요한 점은 주광성走光性인데, 이는 식물에 따라 매우 상이하다. 어떤 작물은 많은 햇빛이 필요한 반면, 어떤 작물은 과도한 햇빛에 스트레스를 받을 수 있다. 나무 그늘이나 벽 옆에, 해가 많이 드는 남쪽에 작물을 심을 때 각별한 주의가 필요하다.

마지막으로, 건강이나 내면의 아름다움에 이로운 것은 선명한 색을 띠고 있다. 수확물의 선명한 색은 항산화를 의미하며, 때에 따라서 마트에서는 흔히 볼 수 없는 정말 귀중한 것을 수확할 수도 있다. 이들을 한데 섞어라. 본디 이렇게 귀중한 것들은 대체로 안정적이지 못하고, 그 효과가 오래 보존되지 않기 때문에, 바로 재배해 먹을 수 있는 텃밭을 가진 이들의 축복이라 해도 과언이 아니다. 초록, 주황, 빨강, 보라, 노랑 등은 각기 다른 항산화와 연관된 영양소를 의미한다. 이러한 색감들은 아이들도 좋아하기 때문에 아이들에게 많은 야외활동을 하게 하는 좋은 유인책이 될 수 있다. 보라색 콩깍지와 감자가 흙에서 어떻게 나는지를 정확히 아는 아이가 몇이나 될까? 아이들이 자연 체험을 하는 동안 당신은 아이들의 손을 잠깐 빌릴 수도 있다."

우리가 소비하는 것이 피부에 노출되고, 그 모든 것이 피부 미생물 공동체에 영향을 미친다는 것은 실로 놀라운 일이 아닌가! 현대 기술과 연구가 진보하고 있음에도 우리가 피부를 어떻게 돌보아야 하는지에 있어서는 보다 피상적인 방식을 추구하고 있는 것 같다.

Good Bacteria for Healthy Skin

9장

바이옴 뷰티를 위한 다이어트 레시피

피망과 비네그레트 드레싱을 가미한 퀴노아

*4인분 기준

-퀴노아 1컵, 물 2컵

-레몬-허브 비네그레트 드레싱 : 엑스트라 버진 올리브 오일 2큰술, 다진 타임 ¼작은술, 다진 로즈마리 ½작은술, 다진 세이지Sage ½작은술, 레몬 제스트 2작은술, 레몬 1개 즙, 소금과 후추 약간

-깍둑 썬 피망 ½컵, 잘게 썬 고수 잎 2큰술,

1. 퀴노아와 물을 중간 크기의 냄비에 한데 넣어 센 불에 끓인다. 물이 끓기 시작하면, 불을 줄이고 뚜껑을 약간 열어놓은 채 물이 완전히 졸아들 때(대략 15분 정도)까지 끓인다.
2. 물이 졸아드는 동안 올리브 오일, 타임, 로즈마리, 세이지, 레몬 제스트, 레몬즙, 소금을 약간 섞는다. 드레싱이 부드러워질 때까지 약 45초 정도 저어준다. 소금과 후추로 간을 맞춘다.
3. 퀴노아가 다 익으면, 큰 그릇에 옮겨 담고 레몬-허브 비네그레트, 고수잎, 피망도 한데 넣어 버무린다.

팁 : 고소한 맛을 위해 퀴노아를 약간 볶아주는 것도 좋다. 이 과정은 퀴노아의 쌉싸름한 맛을 제거하는 데도 도움이 된다. 물을 넣기 전에 2퀴터 냄비에 퀴노아를 중약불에서 5~8분간 계속 저어준다. 퀴노아가 타닥타닥 터지는 소리가 들리면, 물 2컵을 넣어준다. 그때 불은 약하게 줄이고, 뚜껑을 약간 열어놓은 채 물이 완전히 졸아들 때(대략 15분 정도)까지 끓여준다.

헴프씨드 페스토 소스를 덧바른 연어구이

*2인분 기준

-115~170g 정도의 생연어 필렛 2피스, 소금과 후추 약간

-헴프씨드 페스토: 잘게 썬 바질 2컵, 소금 1작은술(기호에 따라 추가 가능), 헴프씨드 ½컵, 엑스트라 버진 올리브 오일 ¼컵, 미소 된장 1½큰술, 마늘 1쪽, 레몬즙 2큰술

1. 오븐을 230도로 예열한다.
2. 연어를 소금과 후추로 밑간한다.
3. 연어 껍질이 아래로 향하게 하여 달라붙지 않는 베이킹 페이퍼나 손잡이가 있는 코팅된 오븐용 팬에 놓는다.
4. 연어를 14~17분 정도 굽는다.
5. 믹서기로 바질, 소금 1작은술, 헴프씨드를 10~15초 정도 갈아준다. 남은 페스토 재료들을 넣고 섞는다. 소금으로 간을 맞춘다.
6. 연어에 헴프씨드 페스토를 얹어 식탁에 올린다.

팁 : 만약 집에 바질이 없다면, 당근 잎 같은 쓴 녹색 부분을 사용해도 무방하다. 헴프씨드는 잣, 호두, 캐슈넛으로 대체할 수 있다.

아보카도 미소 된장 드레싱을 곁들인 초록잎 샐러드

*2인분 기준

-껍질을 벗기고 2.5cm 정도로 깍둑썰기한 비트 3개, 올리브유 2큰술, 소금 1작은술, 말린 오레가노 1큰술, 신선한 로즈마리 1큰술, 초록잎 채소(민들레 잎, 루꼴라, 시금치, 공룡케일 Dinosaur kale 같은) 5컵, 호박씨나 헴프씨드 ¼컵, 김치 ½컵

-아보카도 미소 된장 드레싱: 중간 크기의 아보카도 1개, 다진 파슬리 ¼컵, 엑스트라 버진 올리브 오일 ¼컵, 물 ¼컵, 레몬즙 ¼컵(약 레몬 1개 분량), 미소 된장 3큰술, 잘게 다진 샬롯 2큰술, 애플 사이다 비니거 2큰술, 꿀 1큰술

1. 오븐을 200도로 예열한다.
2. 비트와 올리브 오일을 섞는다. 소금, 오레가노, 로즈마리 1큰술도 추가한다. 베이킹 페이퍼에 고르게 펼쳐 35분 정도 굽는다. 비트 안은 촉촉하고 겉은 바삭해질 때까지 구운 다음 꺼내서 식힌다.
3. 아보카도와 미소 된장 드레싱 재료를 믹서기에 한데 넣고 갈아준다. 냉장고에 넣어 차갑게 둔다.
4. 비트가 식는 동안 샐러드를 준비한다. 샐러드 야채와 ½~¾컵 정도의 드레싱을 섞는다. 샐러드 위에 비트와 준비한 씨앗과 김치를 올린다.

세이보리(Savory)와 구운 병아리콩

*4인분 기준

-병아리콩 1컵(밤새 불려 헹구고 건져 놓은), 월계수 잎 1개,

신선한 타임 잔가지 4개, 엑스트라 버진 올리브 오일 ¼컵, 커민 2작은술,

훈제 파프리카 가루 1작은술, 다진 펜넬 1작은술, 다진 강황 1작은술,

고춧가루 1꼬집, 레몬즙 1큰술, 후추, 천일염, 레몬

1. 병아리콩을 물에 넣고 천일염, 월계수 잎, 타임 잔가지들로 충분히 덮어준다. 약한 불에 병아리콩이 충분히 익을 때까지 2시간 정도 삶는다. 병아리콩이 다 익으면, 물을 빼준다.
2. 오븐을 165도 정도로 예열해 놓는다. 중간 크기의 그릇에 올리브 오일, 커민, 파프리카, 펜넬, 강황, 고춧가루, 소금, 후추를 넣고 병아리콩과 버무려준다.
3. 병아리콩을 베이킹 페이퍼에 고르게 펴서 바삭바삭해질 때까지 15분 정도 굽는다. 천일염과 레몬즙을 뿌려 마무리한다.

하루 한 번 김치 오믈렛

*1~2인분 기준

달걀 2개, 파 1~2뿌리, 잘게 썬 김치 ¼컵, 올리브 오일 1큰술, 천일염, 후추, 루꼴라나 콩나물순(장식용)

1. 중간 크기의 그릇에 달걀, 다진 파, 김치를 넣고 저어준다.
2. 팬에 올리브유를 두르고 중간 불로 달군다. 팬이 충분히 달궈졌을 때, 1번의 계란물을 넣어준다. 약간의 소금과 후추를 뿌려준다.
3. 팬에 들러붙지 않게 팬의 가장자리를 잘 떼 준다.
4. 완전히 익으면 반을 접는다. 위에 루꼴라나 콩나물순을 올려 장식한다.

발사믹 비네그레트 드레싱

*4인분 기준

꿀 2큰술, 디종 머스타드 1큰술, 엑스트라 버진 올리브 오일 ¾컵, 다진 마늘 1쪽, 발사믹 식초 ¼컵, 천일염과 후추(간을 맞추기 위한)

위의 재료들을 한데 섞어준다.

구운 연어와 야채

*4인분 기준

115g 생연어 필렛 4피스, 엑스트라 버진 올리브 오일 2큰술, 생꿀 1작은술,

신선한 바질이나 파슬리 잎 ¼컵, 잘게 썬 중간 크기의 양파 1개,

반을 잘라 씨를 빼서 손질한 (붉은 혹은 노랑) 파프리카 2개,

천일염 ½작은술, 후추 ½작은술, 4등분한 레몬 1개

1. 올리브유 1큰술, 꿀, 준비된 바질이나 파슬리의 절반, 약간의 소금과 후추로 연어를 밑간한다.
2. 팬을 중불로 예열한다.
3. 파프리카와 양파를 남은 올리브유 1큰술로 볶아준다. 소금과 후추로 간을 맞춘다.
4. 연어 껍질이 아래로 향하게 놓고, 모든 재료를 팬에 넣어 연어가 익는 동안 채소들을 두어 번 뒤집어준다. 연어 표면이 노릇해질 때(약 10분 정도)까지 익힌다.
5. 연어의 껍질을 제거한 다음, 접시에 올린다. 연어 위에 신선한 레몬 조각과 잘게 썬 바질이나 파슬리로 장식한다.

뼈 육수

*1일 2~3컵

생닭(또는 구운 닭) 한 마리의 뼈 또는 생선 한 마리의 뼈,

월계수 잎 sweet bay leaves **2~3개, 천일염 약간, 통후추** Black peppercorn,

냉장고에 있는 각종 야채(양파, 셀러리, 마늘이 특히 좋다), 생수

1. 큰 냄비에 뼈가 폭 담길 정도의 물을 넣어 끓인다. 20분 동안 끓이고, 맨 위에 있는 기름 막을 걷어내고 식힌다.
2. 뼈를 솥으로 옮겨 물, 야채, 월계수 잎, 소금, 후추를 넣고 중간이나 센 불로 뼈가 부드러워질 때까지 푹 끓인다(대략 8~10시간 정도). 식혀서 냉장고에 보관한다. 일주일 정도 보관할 수 있다. 식간에 하루 2~3번 정도 마셔준다.

바이옴을 밝혀주는 강장제

10cm 정도의 신선한 강황 1개나 유기농 강황 가루 2작은술, 7.5cm 정도의 생강 1개, 껍질을 제거한 레몬 3개, 생수나 코코넛 워터 4컵, 생꿀 1작은술(감미용), 애플 사이다 비니거 ½작은술(기호에 따라)

1. 신선한 강황이 있을 경우, 생강, 레몬과 함께 생즙기에 넣어준다.
2. 신선한 즙을 생수나 코코넛 물에 붓는다.
3. 꿀, 강황 가루, 애플 사이다 비니거(있다면)를 첨가한다.
4. 잘 섞어 밀봉된 유리 용기에 넣는다.
5. 하루에 110ml 정도를 2~3회에 나눠 식전에 마신다.
6. 최대 3일 동안 냉장 보관할 수 있다.

신선한 주스

시금치, 베이비 케일, 민들레 잎과 같은 진한 녹색 식물을 베이스로 한다. 비트, 사과, 당근, 셀러리, 오이는 몸의 해독과 활성화를 돕는다. 신선한 생강과 강황도 한 조각 넣어주면 더할 나위 없이 좋다.

바이옴을 맑게 하는 디톡스 육수

껍질을 벗기고 반으로 자른 비트 2개, 껍질을 벗긴 당근 2개, 셀러리 줄기 2개,
다진 마늘 3개, 다진 붉은 양파 1개, 브로콜리 한 줌, 시금치 한 줌, 케일 한 줌,
민들레 잎 반 줌, 2.5cm 정도의 신선한 강황 1개나 강황 분말 ½작은술,
천일염이나 말린 해초dulse flakes 0.5~1작은술*, 후추 1큰술*,
5cm 정도의 껍질 벗긴 생강 1개,

유기농 농산물이 아닌 경우, 껍질을 벗겨내거나 제거하고, 농약과 화학 잔여물을 말끔히 씻어낸다.

1. 모든 재료를 큰 냄비에 넣는다.
2. 냄비에 모든 재료가 다 잠기게, 냄비 윗부분을 조금 남기고 물을 채운다.
3. 센 불에서 끓기 시작하면 약불로 줄이고, 살짝 뚜껑을 덮고 야채가 부드러워질 때(약 20분 정도)까지 끓인다.
4. 식힌 후 유리 용기에 넣고 밀봉한다.
5. 차처럼 하루 2~3회 마신다. 냉장고에 최대 1주일 보관 가능하다.

*풍미를 추가하기 위해 다른 허브나 향신료를 추가해도 좋다. 기호에 맞게 이 장에 나와 있는 다른 재료들을 참고하라.

광채 피부를 위한 해독 스무디

코코넛 밀크나 아몬드 밀크 ¾~1컵, 생수 ¼컵, 고단백 그릭 요거트 2큰술,

완두콩이나 헴프 프로틴 또는 웨이 프로틴 ½스쿱(약 15g의 단백질),

블루베리 ½컵, 유기농 시금치 한 줌, 아마씨 1작은술,

아마씨나 아마씨 분말 ½컵, 생꿀 ½작은술

모든 재료를 블렌더로 갈아준 뒤 섭취한다.

건강한 아름다움을 위한 팩트체크

- 완두콩 단백질, 요거트, 꿀 - 장내 좋은 박테리아를 촉진한다.
- 블루베리 - 항산화제 역할을 하고, 콜라겐 생성을 돕는 안토시아닌 **Anthocyanin**이 풍부하다. 장내 독소를 제거하는 펙틴**Pectin**의 좋은 공급원이기도 하다.
- 아마 - 광채 피부를 위한 섬유질과 리그난**Lignan, 식물성 에스트로겐으로 호르몬의 균형을 잡아준다**, 오메가3 지방산의 공급원이다.

투명한 피부를 위한 스무디

~~~~~~~~~~~~~~~

아몬드 밀크 또는 코코넛 밀크 ¾컵, (비)유제품 케피어 ¼컵,

완두콩이나 햄프 프로틴 또는 웨이 프로틴 ½스쿱(대략 15g의 단백질이 필요),

냉동 베리 믹스 ½컵, 시금치나 베이비 케일 한 줌, 다진 강황 ¼작은술,

고품질의 스피룰리나나 클로렐라 분말 ½작은술,

치아 씨나 햄프씨드 1작은술, 계핏가루 약간

모든 재료를 블렌더로 갈아준 뒤 섭취한다.

건강한 아름다움을 위한 팩트체크

~~~~~~~~~~~~~~~

- 케피어 - 장과 피부 건강에 좋은 프로바이오틱스 공급원이다.
- 시금치, 케일 - 혈당의 균형을 맞춰주는 비타민K, 스트레스를 완화해주는 마그네슘, 피부에 좋은 지아잔틴Zeaxanthin이 풍부하다.
- 강황 - 항산화, 항염증제의 역할을 하며, 병원체의 과잉 성장을 억제한다.
- 스피룰리나, 클로렐라 - 피부를 맑고 깨끗하게 해주는 클로로필과 식물 영양소, 비타민, 미네랄이 풍부하다.
- 계피 - 혈당 균형을 맞춰주며 항미생물 특성이 있다.

건강한 피부, 머리카락, 손톱을 위한 스무디

생수 1컵, 비유제품 케피어 우유 ¼컵, 잘 익은 아보카도 반쪽,
완두콩이나 헴프 프로틴 또는 웨이 프로틴 ½스쿱(약 15g의 단백질),
아무것도 첨가하지 않은 마린 콜라겐 펩타이드 2g,
신선하거나 냉동 상태의 베리 믹스 ½컵, 헴프씨드 1작은술,
생꿀 ½작은술

건강한 아름다움을 위한 팩트체크

- 케피어와 꿀 - 프리바이오틱스 및 프로바이오틱스의 원천이다.
- 단백질과 콜라겐 펩타이드 - 피부, 머리카락, 손톱을 단단하고 견고하게 만들어준다.
- 아보카도 - 항산화 카로티노이드, 오메가3 지방산, 촉촉한 피부와 매끄러운 머리카락을 위한 비오틴의 공급원이다.

피부를 밝혀주는 스무디

견과류 우유, 라이스 밀크, 코코넛 우유, 두유 중 택일하여 ½컵,

비유제품 케피어 ½컵, 단백질 파우더 ½스쿱(15g 정도),

냉동 혹은 신선한 라즈베리 ½컵, 코코아 파우더 ½작은술,

유기농 마카 파우더 ¼~½작은술, 아마씨 오일 1작은술,

이눌린 파우더 ¼~½작은술

모든 재료를 블렌더로 갈아준 뒤 섭취한다.

건강한 아름다움을 위한 팩트체크

- 케피어와 이눌린 - 프리바이오틱스와 프로바이오틱스의 공급원이다.
- 라즈베리 - 섬유질, 비타민C, 폴리페놀이 매우 풍부하다.
- 코코아 - 혈액 순환을 촉진하며 산소와 영양소를 피부 조직에 공급하는 플라바놀Flavanol이 풍부하다.
- 마카Maca - 체력을 향상시켜 육체적 스트레스와 정신적 스트레스를 잘 견디게 해주는 강장제 역할을 한다.

책을 마치며

대학에서 들었던 미생물학 강의는 지금까지 내가 즐겨 먹었던 특정 음식들과 사용했던 요리법, 오늘날의 내 식단에까지 여전히 영향을 미치고 있다.

그렇다고 한들, 내가 이렇게 건강한 피부를 위한 박테리아에 관한 책을 쓰게 될 줄은 전혀 예상하지 못했다. 몇 달간의 조사와 여러 장을 집필해 나가면서, 복잡 미묘한 자연의 본모습과 우리와 미생물 간의 관계에 나는 매료될 수밖에 없었다. 박테리아가 우리 몸 안팎에서 우리의 건강과 균형을 유지하기 위해 환경에 적응해가며 우리를 보호하는 방식들은 매우 인상 깊었다.

그러나 우리의 일상은 자연스럽고 다양한 생태 속의 생활보다 도시 생활과 건강에 해로운 제품들, 그리고 결벽에 가까운 생활 습관들의 만연으로 우리 피부에 유익한 박테리아와 미생물들은 더 이상 우리의 일상에 존재하기 어렵다.

미생물 다양성이 결여된 지금, 우리는 신체와 피부의 마이크로바이옴 모두를 디스바이오시스에 빠뜨리고 있다. 마이크로바이옴에 있어서 피부는 가장 많이 노출되고 역동적인 기관이다. 반응성 및 만성 피부 질환 발생 증가의 주요 요인들이 미생물 다양성의 결핍 및 피부에 존재하는 상주 미생물의 불균형임을 많은 실험 결과가 증명하고 있다.

예민한 피부, 아토피성 피부염, 여드름, 건선, 홍조, 비듬 등의 질환은 건강한 피부에 비해 미생물 다양성이 부족하거나 불균형한 상태가 만연한 것으로 임상 연구에서 밝혀졌다.

게다가, 이러한 불균형은 피부를 더욱 손상시키는 면역 및 염증 대사물질에 영향을 미치며, 그 결과 피부는 우리가 일상적으로 사용하는 여러 성분과 외부 환경의 스트레스 요인들, 심지어는 우리가 섭취하는 음식에까지 쉽게 영향을 받게 된다.

이와 관련된 연구가 활발하게 진행됨에 따라, 스킨케어 업계에서도 프리바이오틱스와 프로바이오틱스에 대해 주목하기 시작했다. 새로운 연구와 브랜드는 건강한 광채 피부를 위한 피부 마이크로바이옴과 생태계의 유지 및 균형에 초점을 맞추고, 프리바이오틱스와 프로바이오틱스의 대사물질의 장점에 많은 관심을 두고 진행하고 있다. 다양한 연구 결과들을 기반으로 프리바이오틱스와 프로바이오틱스에 대한 정확한 특성과 메커니즘을 더 잘 이해할 수 있게 됨으로써, 만성 피부 질환의 체계적인 치료와 건강하고 탄력적인 피부 유지가 가능하게 되었다. 이와 더불어, 집약적인 업계에서 용인된 규제 지침은 제품 효능을 향상시켜 우리로 하여금 시장에서 더 쉽게 접할 수 있게 만들어 줄 것이다.

스킨케어는 이야기의 일부일 뿐이다. 이 책의 여러 장을 통해 우리는 피부 마이크로바이옴의 생육과 균형을 위한 생활 양식과 영양, 사고방식, 스킨케어를 아우르는 총체적 접근이 필요하다는 것을 배웠다. 일상에서 조금은 여유를 갖고 야외 활동을 즐기고, 스트레스를 관리하는 것은 우리의 피부 생태계를 균형 있고 건강하게 유지시켜준다.

내가 이 책을 쓴 목적은 우리를 둘러싼 복잡한 환경만큼이나 정리되어 있지 않은 우리의 피부와 건강을 돌보는 혁신적인 방법들을 단순화하여 여러분에게 쉽게 알려주기 위함이다. 이제 우리는 새로운 시대에 살고 있으며, 미생물이 우리의 친구라는 것을 인식하는 새로운 시대로 접어들었다고 나는 믿는다.

당신의 건강과 아름다움을 기원하며,

폴라 심슨

감사의 말

나는 『건강한 피부를 위한 좋은 박테리아 *Good Bacteria for Healthy Skin*』라는 주제에 관심을 가졌을 때, 조금은 허무맹랑했다는 것을 인정한다. 내가 가장 먼저 생각했던 것은, '어떻게 이게 말이 된다는 거지?'였다. 불과 몇 년 전까지만 하더라도, 이런 제목은 전무후무한 것이었다. 하지만 오늘날 우리가 박테리아와 관련된 마이크로바이옴에 대한 수많은 연구 덕분에, 박테리아와 피부 건강을 연관지어 생각하는 것이 어느 정도 가능한 시대가 되었다. 나는 늘 사물을 조금 다르게 보거나 규범에 도전해 왔으니, 건강한 피부를 위한 박테리아에 관한 책을 써보는 것은 어떨까? 그래서, 출간했다.

나는 이 과정 내내 나를 찾아주고 지도해준 카시 보겔(Casie Vogel), 클레어 실라프(Claire Sielaff), 그리고 율리시스(Ulysses) 편집부 모두에게 감사의 말을 전하고 싶다. 정말 놀라운 경험이었다.

나를 항상 지지해주고 격려해준 가족과 친구들에게도 감사하다고 전하고 싶다.

내 레시피 품평단이 되어준 케빈(Kevin)과 시에라(Sierra),

살결을 보드랍고 본연 그대로 가꾸는 법을 가르쳐 주신 엄마,

어렸을 때부터 나를 오가닉 식품점에 데리고 들어가 영양과 자연 치료에 대해 열심히 알려주셨던 할머니,

내 옆으로 슬쩍 다가와 밖으로 나가 야외 활동을 즐기라고 꼬드기는

내 작은 친구 오지(Ozzy),

자신의 전문 지식과 지혜를 흔쾌히 공유하겠다고 나서준 멜리사(Melissa)와 마이크(Mike),

나의 신념을 믿어주고, 수년간 나를 지지해주며, 내가 계속 나아갈 수 있도록 도와준 성실한 나의 동종업계 친구들과 동료들,

모두에게 감사를 표한다.

그리고 마지막으로, 세상을 항상 다르게 보려고 노력하는 여러분들 덕분에, 우리는 계속 나아갈 것이라 믿어 의심치 않는다.

참고문헌

1. Aline Rodrigues Hoffmann, "The Cutaneous Ecosystem: The Roles of the Skin Microbiome in Health and Its Association with Inflammatory Skin Conditions in Humans and Animals," Veterinary Dermatology 28, no. 1 (2017): 60 e15.
2. Barry Ladizinski, Riley McLean, Kachiu C. Lee and David J. Elpern, "The Human Skin Microbiome," International Journal of Dermatology 53, no. 9 (2014): 1177 79.
3. James A. Sanford and Richard L. Gallo, "Functions of the Skin Microbiota in Health and Disease," Seminars in Immunology 25, no. 5 (November 2013): 370 77.
4. J. A. Foster and K. A. McVey Neufeld, "Gut-Brain Axis: How the Microbiome Influences Anxiety and Depression," Trends in Neuroscience 36, no. 5 (May 2013): 305 12.
5. Petra Arck et al., "Is There a 'Gut-Brain-Skin axis'?" Experimental Dermatology 19, no. 5 (May 2010): 401 405.
6. Genetic Science Learning Center, "What Are Microbes?" Learn. Genetics, accessed October 2018, https://learn.genetics.utah.edu/content/microbiome/ intro/.
7. Magdalena Muszer et al., "Human Microbiome: When Friend Becomes Enemy," Archivum Immunologiae et Therapia Experamentalis 63, no. 4 (August 2015): 287 98.
8. K. L. Baquerizo Nole, E. Yim and J. E. Keri, "Probiotics and Prebiotics in Dermatology," Journal of the American Academy of Dermatology 71, no. 4 (June 2014): 821 41.
9. American Psychological Association, "Stress in America: Coping with Change" (survey), 2017.
10. V. Niemeier, J. Kupfer and U. Gieler, "Acne Vulgaris Psychosomatic Aspects," Journal of the German Society of Dermatology 4, no. 12, (December 2006): 1027 36.
11. Shadi Zari and Dana Alrahmani, "The Association Between Stress and Acne Among Female Medical Students in Jeddah, Saudi Arabia," Clinical, Cosmetic and

Investigational Dermatology 10 (2017): 503 506.
12. W. Bowe, N. B. Patel and A. C. Logan, "Acne Vulgaris, Probiotics and the Gut-Brain-Skin Axis: From Anecdote to Translational Medicine," Beneficial Microbes 71, no. 4 (October 2014): 185 99.
13. Zari et al., "The Association Between Stress and Acne Among Female Medical Students in Jeddah, Saudi Arabia," 503 506. Bow et al., "Acne Vulgaris, Probiotics and the Gut-Brain-Skin Axis: 185 99.
14. Petra C. Arck et al., "Neuroimmunology of Stress: Skin Takes Center Stage," Journal of Investigative Dermatology 126, no. 8 (August 2006): 1697 1704; Pierre-Yves Morvan and Romuald Vallee, "Evaluation of the Effects of Stressful Life on Human Skin Microbiota," Applied Microbiology Open Access 4, no. 1 (2018).
15. Alexander Panossian and Georg Wikman, "Effects of Adaptogens on the Central Nervous System and the Molecular Mechanisms Associated with Their Stress Protective Activity," Pharmaceuticals 3, no. 1 (January 2010): 188 224.
16. Laura S. Weyrich et al., "The Skin Microbiome: Associations Between Altered Microbial Communities and Disease," Australasian Journal of Dermatology 56, no. 4 (November 2015): 268 74.
17. Barry Ladizinski et al., "The Human Skin Microbiome." International Journal of Dermatology 53, No. 9, (September 2014): 1177 79. 18. Shenara Musthaq, Anna Mazuy and Jeannette Jakus, "The Microbiome in Dermatology," Clinics in Dermatology 36, no. 3 (May-June 2018): 390 98; B. Dr no et al., "Microbiome in Healthy skin, update for dermatologists," Journal of the European Academy of Dermatology and Venereology 30, no. 12 (December 2016): 2038 47.
19. Zohra Zaidi and S. W. Lanigan, "Skin: Structure and Function," Dermatology in Clinical Practice (2010): 1 15.
20. Dr no et al., "Microbiome in Healthy Skin, Update for Dermatologists," 2038 047; Zaidi et al., "Skin," 1 15.
21. Zaidi et al., "Skin," 1 15.
22. Jef Askt, "Microbes of the Skin," The Scientist, accessed October 25, 2018, https://www.the-scientist.com/news-analysis/microbes-of-the-skin-37335.
23. Elizabeth A. Grice and Julia A. Segre, "The Skin Microbiome," Nature Reviews Microbiology 9, no. 4 (April 2011): 244 53.

24. Askt, "Microbes of the Skin"; Grice et al., "The Skin Microbiome," 244; Rodrigues Hoffmann, "The Cutaneous Ecosystem," 60 e15.
25. Rodrigues Hoffmann, "The Cutaneous Ecosystem," 60 e15.
26. Elizabeth A. Grice et al., "Topographical and Temporal Diversity of the Human Skin Microbiome," Science 324, no. 5931 (May 2009), 1190 92.
27. Dr no et al., "Microbiome in Healthy Skin, Update for Dermatologists," 2038 47; Rodrigues Hoffmann, "The Cutaneous Ecosystem," 60 e15.
28. Musthaq et al., "The Microbiome in Dermatology," 390 98; Dr no et al., "Microbiome in Healthy Skin, Update for Dermatologists," 2038 47; Rodrigues Hoffmann, "The Cutaneous Ecosystem," 60 e15.
29. Ladizinski et al., "The Human Skin Microbiome," 1177 79.
30. Musthaq et al., "The Microbiome in Dermatology," 390 98.
31. Scharschmidt et al., "What Lives on Our Skin," 83 89; Michael Brandwein, Doron Steinberg and Shiri Meshner, "Microbial Biofilms and the Human Skin Microbiome," Biofilms and Microbiomes 2, no. 3 (2016): 1 6.
32. Ibid.
33. Ibid.
34. Brandwein et al., "Microbial Biofilms and the Human Skin Microbiome," 1 6; H. H. Kong et al., "Temporal Shifts in the Skin Microbiome Associated with Disease Flares and Treatment in Children with Atopic Dermatitis," Genome Research 22, no. 5 (May 2012): 850 59.
35. Weyrich et al., "The Skin Microbiome," 268 74.
36. Ibid.
37. Kong et al., "Temporal Shifts in the Skin Microbiome Associated with Disease Flares and Treatment in Children with Atopic Dermatitis, 850 59.
38. Weyrich et al., "The Skin Microbiome," 268 74; Kong et al., "Temporal Shifts in the Skin Microbiome Associated with Disease Flares and Treatment in Children with Atopic Dermatitis, 850 59.
39. Weyrich et al., "The Skin Microbiome," 268 74.
40. A. Fahl n et al., "Comparison of Bacterial Microbiota in Skin Biopsies from Normal and Psoriatic Skin," Archives of Dermatological Research 304, no. 1 (January 2012): 15 22.

41. A. Statnikov et al., "Microbiomic Signatures of Psoriasis: Feasibility andd Methodology Comparison," Scientific Reports 3 (2013): 2620.
42. Fahlén et al., "Comparison of Bacterial Microbiota in Skin Biopsies from Normal and Psoriatic Skin," 15 22; Statnikov et al., "Microbiomic Signatures of Psoriasis," 2620.
43. Ladizinski et al., "The Human Skin Microbiome," 1177 79.
44. E. A. Eady and A. M. Layton, "A Distinct Acne Microbiome: Fact or Fiction?" Journal of Investigative Dermatology 133, no. 6 (September 2013): 2294 95.
45. Zhijue Xu et al., "Dandruff Is Associated with the Conjoined Interactions Between Host and Microorganisms," Scientific Reports 6 (May 2016), accessed October 25, 2018, www.nature.com/scientificreports.
46. Sophie Seite and Laurent Misery, "Skin Sensitivity and Skin Microbiota: Is There a Link?" Experimental Dermatology 27, no. 9 (May 2018): 1061 64.
47. C. P. Wild, "Complementing the Genome with an 'Exposome': The Outstanding Challenge of Environmental Exposure Measurement in Molecular Epidemiology," Cancer Epidemiology, Biomarkers and Prevention 14, no. 8 (August 2005): 1847 50.
48. Jean Krutmann et al., "The Skin Aging Exposome," Journal of Dermatological Science 85, no. 3 (March 2017): 152 61.
49. Ibid.
50. Ibid.
51. Daniel Whitby, "5 Skincare Claims on the Horizon," Global Cosmetic Industry, November 9, 2018, accessed November 14, 2018, https://www. gcimagazine.com/marketstrends/segments/skincare/5-Skin-Care-Claims-onthe- Horizon-500139762.html.
52. Susan L. Prescott et al., "The Skin Microbiome: Impact of Modern Environments on Skin Ecology, Barrier Integrity and Systemic Immune Programming," World Allergy Organization Journal 10, no. 1 (August 2017): 1 16.
53. A. Parajuli et al., "Urbanization Reduces Transfer of Diverse Environmental Microbiota Indoors," Frontiers in Microbiology 9, no. 84 (2018): 1 13.
54. Prescott et al., "The Skin Microbiome," 1 16.
55. Parajuli et al., "Urbanization Reduces Transfer of Diverse Environmental Microbiota Indoors," 1 13.
56. T. Haahtela et al., "The Biodiversity Hypothesis and Allergic Disease: World Allergy

Organization Position Statement," World Allergy Organization Journal 6, no. 1 (2013): 1 18.

57. Prescott et al., "The Skin Microbiome," 1 16; Parajuli et al., "Urbanization Reduces Transfer of Diverse Environmental Microbiota Indoors," 1 13.
58. Prescott et al., "The Skin Microbiome," 1 16.
59. Pauline Trinh, Jesse R. Zaneveld, Sarah Safranek and Peter M. Rabinowitz, "One Health Relationships Between Human, Animal, and Environmental Microbiomes: A Mini-Review," Frontiers in Public Health 6, no. 235 (August 2018).
60. G. J. Fisher et al., "Pathophysiology of Premature Skin Aging Induced ny Ultraviolet Light," New England Journal of Medicine 337, no. 20 (November 2018): 1419 28.
61. Mary E. Logue and Barret J. Zlotoff, "Reflections on Smart Phones, Tablets and Ultraviolet (UV) Light: Should We Worry?" Journal of the American Academy of Dermatology 73, no. 3 (2015): 526 28.
62. R. S. Chapman et al., "Solar Ultraviolet Radiation and the Risk of Infectious Disease: Summary of a Workshop," Photchemistry and Photobiology 61, no. 3 (March 1995): 61, 223 47.
63. L. J. Rothschild, "The Influence of UV Radiation on Protist an Evolution," Journal of Eukaryotic Microbiology 46, no. 5 (September-October 1999): 548 55.
64. Patra Vijay Kumar, Scott N. Byrne and Peter Wolf, "The Skin Microbiome: Is It Affected by UV-induced Immune Suppression?" Frontiers Microbiology 10, no. 7 (August 2016): 1235.
65. Katarzyna Adamczyk, Agnieszka A. Garncarczyk and Paweł P. Antoczak, "The Microbiome of the Skin." Dermatology Review/ Przegl d Dermatologiczny 105 (2018): 285 97.
66. Eleni Drakaki, Clio Dessinioti and Christina V. Antoniou, "Air Pollution and the Skin." Frontiers in Environmental Science 2 (May 2014): 1 8.
67. Janet Raloff, "Air Pollutants Enter Body Through Skin," Science News, October 15, 2015, accessed November 7, 2018, https://www.sciencenews.org/article/air-pollutants-enter-body-through-skin; Hye-Jin Kim et al., "Fragile Skin Microbiomes in Megacities Are Assembled by a Predominantly Niche- Based Process," Science Advances 4, no. 3 (March 2018).
68. T. Y. Wong, "Smog Induces Oxidative Stress and Microbiota Disruption," Journal of

Food and Drug Analysis 25, no. 2 (April 2017): 235 44.

69. S. E. Mancebo and S. Q. Wang. "Recognizing the Impact of Ambient Air Pollution on Skin Health," Journal of the European Academy of Dermatology and Venereology 29, no. 12 (December 2015): 2326-32; Q. C. He et al., "Effects of Environmentally Realistic Levels of Ozone on Stratum Corneum Function," International Journal of Cosmetic Science 28, no. 5, 235 44 (October 2006): 349 57.

70. Wong, "Smog Induces Oxidative Stress and Microbiota Disruption," 235 44.

71. G. Valacchi, E. Porada and B. H. Rowe, "Ambient Ozone and Bacterium Streptococcus: A Link Between Cellulitis and Pharyngitis," International Journal of Occupational Medicine and Environmental Health 28, no. 4 (2015): 771 74; J. Krutmann et al., "Pollution and Acne: Is There a Link?" Clinical, Cosmetic and Investigative Dermatology 19, no. 10 (May 2017): 199 204.

72. G. Valacchi G et al, "Ambient Ozone and Bacterium Streptococcus," 771 74; Krutmann et al., "Pollution and Acne?" 199 204; Jadwiga Rembiesa, Tautgirdas Ruzgas, Johan Engblom and Anna Holefors, "The Impact of Pollution on Skin and Proper Efficacy Testing for Anti-Pollution Claims," Cosmetics 5, no. 4 (2018).

73. R. Vandergrift et al., "Cleanliness in Context: Reconciling Hygiene with a Modern Microbial Perspective," Microbiome 5, no. 76 (July 2017): 1 12; G. Kampf and A. Kramer, "Epidemiologic Background of Hand Hygiene and Evaluation of the Most Important Agents For Scrubs And Rubs," Clinical Microbiology Review 17, no. 4 (October 2004): 863 93.

74. Vandergrift et al., "Cleanliness in Context," 1 12.

75. World Health Organization, "Hand Hygiene Why, How and When?" accessed November 20, 2018, http://www.who.int/gpsc/5may/Hand_Hygiene_ Why_How_ and_When_Brochure.pdf.

76. Ibid.

77. H. Lambers et al., "Natural Skin Surface Ph Is on Average Below 5, Which Is Beneficial for Its Resident Flora," International Journal of Cosmetic Science 28, no. 5 (October 2006): 359 70.

78. Ibid.

79. Ibid.

80. Ibid.

81. Adam J. San Miguel et al., "Topical Antimicrobial Treatments Can Elicit Shifts to Resident Skin Bacterial Communities and Reduce Colonization by Staphylococcus aureus Competitors," Antimicrobial Agents and Chemotherapy 61, no. 9 (August 2017).
82. Vandergrift et al., "Cleanliness in Context," 1 12.
83. S. R. Abeles, "Microbial Diversity in Individuals and Their Household Contacts Following Typical Antibiotic Courses," Microbiome 4, no. 1 (July 2016): 39.
84. Ch. Lalitha and P. V. V. Prasada Rao, "Impact of Superficial Blends on Skin Micro Biota," International Journal of Current Pharmaceutical Research 5, no. 3 (2013): 61 65.
85. Environmental Working Group, "Exposures Add Up Survey Results," accessed November 23, 2018. https://www.ewg.org/skindeep/2004/06/15/ exposures-add-up-survey-results
86. Ibid.
87. Lalitha et al., "Impact of Superficial Blends on Skin Micro Biota," 61 65.
88. Ibid.
89. David Suzuki Foundation, "Dirty Dozen Cosmetic Chemicals." Accessed November 25, 2018.
90. Mohammad Asif Sherwani, Saba Tufail, Anum Fatima Muzaffar and Nabiha Yusuf. "The Skin Microbiome and Immune System: Potential Target for Chemoprevention?" Photodermatology, Photoimmunology and Photomedicine 34, no.1 (January 2018): 25 34.
91. J. Benyacoub et al., "Immune Modulation Property of Lactobacillus paracasei NCC2461 (ST11) Strain and Impact on Skin Defences," Beneficial Microbes 5, no. 2 (June 2014): 129 36.
92. Sherwani et al., "The Skin Microbiome and Immune System: Potential Target for Chemoprevention?" 25 34.
93. Benyacoub et al., "Immune Modulation Property of Lactobacillus paracasei NCC2461 (ST11) Strain and Impact on Skin Defences," 129 136.
94. Sherwani et al., "The Skin Microbiome and Immune System: Potential Target for Chemoprevention?" 25 34; R. D. Whitehead et al., "You Are What You Eat: Within-Subject Increases in Fruit And Vegetable Consumption Confer Beneficial Skin-Color

Changes," PLoS One 7, no. 3(2012): e32988.

95. Vanessa Fuchs-Tarlovsky, Maria Fernanda Marquez-Barba, Krishnan Sriram, "Probiotics in dermatologic practice," Nutrition 32 (2016): 289 95.

96. Mary-Margaret Kober and Whitney P. Bowe, "The Effect of Probiotics on Immune Regulation, Acne and Photoaging," International Journal of Women's Dermatology 1, no. 2 (April 2015): 85 89; S. Parvez, K. A. Malik, S. Ah Kang and H. Y. Kim, "Probiotics and Their Fermented Food Products Are Beneficial for Health," Journal of Applied Microbiology 100, no. 6 (June 2006): 1171 85.

97. Parvez et al., "Probiotics and Their Fermented Food Products Are Beneficial for Health," 1171 85.

98. Mia Maguire and Greg Maguire. "The Role of Microbiota, and Probiotics and Prebiotics in Skin Health," Archives in Dermatology Research 309, no. 6 (August 2017): 411 21.

99. Kober et al., "The Effect of Probiotics on Immune Regulation, Acne and Photoaging," 85 89.

100. Mary Ellen Sanders. "Probiotics: Definition, Sources, Selection and Uses," Clinical Infectious Diseases 46, Suppl. 2 (February 2008): S58 61.

101. Parvez et al., "Probiotics and Their Fermented Food Products Are Beneficial for Health," 1171 85.

102. Vanessa Fuchs-Tarlovsky, Mar i a Fernanda Marquez-Barba, and Krishnan Sriram, "Probiotics in Dermatologic Practice," Nutrition 32, no. 3 (March 2016): 289 95.

103. Stephanie Collins and Gregor Reid, "Distant Site Effects of Ingested Prebiotics," Nutrients 8, no. 9 (September 2016): 1 20.

104. A. Florowska, K. Krygier, T. Florowski and E. Dluzewska, "Prebiotics as Functional Food Ingredients Preventing Diet-Related Diseases," Food and Function 7, no. 5 (May 2016): 2147 55.

105. Pragnesh J. Patel, Shailesh K. Singh, Siddak Panaich, and Lavoisier Cardozo, "The Aging Gut and the Role of Prebiotics, Probiotics and Synbiotics: A Review," Journal of Clinical Gerontology and Geriatrics 5, no. 1 (March 2014): 3-6;

106. Kavita R. Pandy, Suresh R. Naik and and Babu V. Vakil, "Probiotics, Prebiotics and Synbiotics A Review," Journal of Food Science and Technology 52, no. 12 (2015): 7577 87.

107. B. Dréno et al., "The Influence of Exposome on Acne," Journal of the European Academy of Dermatology and Venereology 32, no. 5 (May 2018): 812–19.
108. Kober et al., "The Effect of Probiotics on Immune Regulation, Acne and Photoaging," 85–89.
109. B. Dréno et al., "Cutibacterium acnes (Propionibacterium acnes) and Acne vulgaris: A Brief Look at the Latest Updates," Journal of the European Academy of Dermatology and Venereology 32, Suppl. 2 (June 2018): 5–14.
110. B. Dréno et al., "Cutibacterium acnes (Propionibacterium acnes) and Acne vulgaris," 5–14; B. Dréno et al., "The Influence of Exposome on Acne," 812–819. B. Dréno et al., "Cutibacterium acnes (Propionibacterium acnes) and Acne vulgaris," 5–14.
111. Kober et al., "The Effect of Probiotics on Immune Regulation, Acne and Photoaging," 85–89; B. Dréno et al., "Cutibacterium acnes (Propionibacterium acnes) and Acne vulgaris," 5–14.
112. L. A., Volkova, I. L. Khalif and I. N. Kabanova, "Impact of the Impaired Intestinal Microflora on the Course of Acne Vulgaris," Klinicheskaia Medistina 79, no. 6 (2001): 39–41.
113. J. Kim et al., "Dietary Effect of Lactoferrinenriched Fermented Milk on Skin Surface Lipid and Clinical Improvement of Acne Vulgaris," Nutrition 26, no. 9 (2010): 902–909; Feriel Hacini-Rachinel et al., "Oral Probiotic Control Skin Inflammation by Acting on Both Effector and Regulatory T Cells," PLoS One 4, no. 3 (2009): 4903–11.
114. M. R. Roudsari, R. Karimi, S. Sohrabvandi and A. M. Mortazavian, "Health Effects of Probiotics on the Skin," Critical Reviews in Food Science and Nutrition 55, no. 9 (2015): 1219–40.
115. G. W. Jung, J. E. Tse, I. Guihua and J. Rao, "Prospective, Randomized, Open-Label Trial Comparing the Safety, Efficacy, and Tolerability of an Acne Treatment Regimen with and without a Probiotic Supplement and Minocycline in Subjects with Mild to Moderate Acne," Journal of Cutaneous Medical Surgery 17, no. 2 (March-April 2013): 114–22.
116. Roudsari et al., "Health Effects of Probiotics on the Skin," 1219–40.
117. F. Dall'Oglio, M. Milani and G. Micali, "Effects of Oral Supplementation with FOS and GOS Prebiotics in Women with Adult Acne: The 'S.O. Sweet' Study: A Proof-Of-

Concept Pilot Trial," Clinical Cosmetic Investigative Dermatology (October 2018): 445 49.
118. B. S. Kang et al., "Antimicrobial Activity of Enterocins from Enterococcus Faecalis SL-5 Against Propionibacterium Acnes, the Causative Agent in Acne Vulgaris, and Its Therapeutic Effect," Journal of Microbiology 47, no. 1 (February 2010): 101 109.
119. W. P. Bowe, "Probiotics in Acne and Rosacea," Cutis 92, no. 1 (July 2013):6 7.
120. Kang et al., "Antimicrobial Activity of Enterocins from Enterococcus Faecalis SL-5 Against Propionibacterium Acnes, the Causative Agent in Acne Vulgaris, and Its Therapeutic Effect," 101 109.
121. L. Di Marzio et al., "Increase of Skinceramide Levels in Aged Subjects Following a Short-Term Topical Application of Bacterial Sphinomyelinase from Streptococcus Thermophilus," International Journal of Immunopathology and Pharmacology 21, no. 1 (January-March 2008):137 43.
122. Celine Cosseau et al., "The Commensal Streptococcus Salivarius K12 Downregulates the Innate Immune Responses of Human Epithelial Cells and Promotes Host-Microbe Homeostasis," Infection and Immunity 76, no. 9 (September 2008): 4163 75.
123. Sanders, "Probiotics," 58 61.
124. Kong et al., "Temporal Shifts in the Skin Microbiome Associated with Disease Flares and Treatment in Children with Atopic Dermatitis, 850 59; C. W. Lynde et al., "The Skin Microbiome in Atopic Dermatitis and Its Relationship to Emollients," Journal of Cutaneous Medical Surgery 20, no. 1 (January 2016): 21 28.
125. R. D. Bjerre et al., "The Role of the Skin Microbiome in Atopic Dermatitis: A Systematic Review," British Journal of Dermatology 177, no. 5 (November 2017): 1272 78.
126. Bjerre et al., "The Role of the Skin Microbiome in Atopic Dermatitis," 1272 78.
127. Kong et al., "Temporal Shifts in the Skin Microbiome Associated with Disease Flares and Treatment in Children with Atopic Dermatitis, 850 59; Lynde et al., "The Skin Microbiome in Atopic Dermatitis and Its Relationship to Emollients," 21 28; Bjerre et al., "The Role of the Skin Microbiome in Atopic Dermatitis," 1272 78.
128. Lynde et al., "The Skin Microbiome in Atopic Dermatitis and Its Relationship to Emollients," 21 28.
129. Bjerre et al., "The Role of the Skin Microbiome in Atopic Dermatitis," 1272 78.

130. Roudsari et al., "Health Effects of Probiotics on the Skin," 1219 40.
131. Bjerre RD, Bandier J, Skov L, Engstrand L, Johansen JD, "The role of the skin microbiome in atopic dermatitis: a systematic review," 1272-1278.
132. A. Balato et al., "Human Microbiome: Composition and Role in Inflammatory Skin Diseases," Archivum Immunologiae et Therapiae Experimentalis 67, no. 1 (February 2018): 1 18.
133. Balato et al., "Human Microbiome: Composition and Role in Inflammatory SkinDiseases," 1 18; E. A. Langan et al., "The Role of the Microbiome in Psoriasis: Moving from Disease Description to Treatment Selection?" British Journal of Dermatology 178, no. 5 (May 2018):1020 27.
134. Langan et al., "The Role of the Microbiome in Psoriasis?" 1020 27.
135. Farida Benhadou, Dillon Mintoff, Benjamin Schnebert and Hok Bing Thio, "Psoriasis and Microbiota: A Systematic Review," Diseases 6, no. 2 (June 2018): 47.
136. Benhadou et al., "Psoriasis and Microbiota," 47.
137. G. Micha lsson et al., "Psoriasis Patients with Antibodies to Gliadin Can Be Improved by a Gluten-Free Diet," British Journal of Dermatology 142, no. 1 (2000): 44 51.
138. Seite et al., "Skin sensitivity and Skin Microbiota," 1061 64.
139. Mitsuyoshi Kano et al., "Consecutive Intake of Fermented Milk Containing Bifidobacterium breve Strain Yakult and Galacto-oligosaccharides Benefits Skin Condition in Healthy Adult Women," Bioscience Microbiota Food Health 32, no. 1 (2013): 33 39.
140. Xu et al., "Dandruff Is Associated with the Conjoined Interactions Between Host and Microorganisms."
141. M. Egert, R. Simmering and C. U. Riedel, "The Association of the Skin Microbiota with Health, Immunity, and Disease," Clinical Pharmacology and Therapeutics 102, no. 1 (July 2017): 62 69.
142. Egert et al., "The Association of the Skin Microbiota with Health, Immunity, and Disease," 62 69.
143. R. Saxena et al., "Comparison of Healthy and Dandruff Scalp Microbiome Reveals the Role of Commensals in Scalp Health," Front Cell Infectious Microbiology 4, no. 8 (October 2018).

144. P. Reygagne et al., "The Positive Benefit of Lactobacillus Paracasei NCC2461 ST11 in Healthy Volunteers with Moderate to Severe Dandruff," Beneficial Microbes 8, no. 5 (October 2017): 671 80.
145. P. Reygagne et al., "The Positive Benefit of Lactobacillus Paracasei NCC2461 ST11 in Healthy Volunteers with Moderate to Severe Dandruff," Beneficial Microbes 8, no. 5 (October 2017): 671 80.
146. A. Kammeyer and R. M. Luiten, "Oxidation Events and Skin Aging," Ageing Research Reviews 21 (May 2015):16 29; Adri n D. Friedrich, Mariela L. Paz, Juliana Leoni and Daniel H. Gonz lez Maglio, "Message in a Bottle: Dialog between Intestine and Skin Modulated by Probiotics," International Journal of Molecular Science 18, no. 6 (June 2017): E1067.
147. Patra et al., "The Skin Microbiome," 1235.
148. Maguire et al., "The Role of Microbiota, and Probiotics and Prebiotics in Skin Health," 411 21.
149. D. Bouilly-Gauthier et al., "Clinical Evidence of Benefits of a Dietary Supplement Containing Probiotic and Carotenoids on Ultraviolet-Induced Skin Damage," British Journal of Dermatology 163, no. 3 (September 2010): 536 43.
150. Dong Eun Lee et al., "Clinical Evidence of Effects of Lactobacillus Plantarum HY7714 on Skin Aging: A Randomized, Double Blind, Placebo-Controlled Study," Journal of Microbiology Biotechnology 25, no. 12 (December 2015): 2160 2168.
151. A. R. Im, B. Lee, D. J. Kang and S. Chae, "Skin Moisturizing and Antiphotodamage Effects of Tyndallized Lactobacillus acidophilus IDCC 3302," Journal of Medicinal Food 21, no. 10 (October 2018): 1016 23.
152. S. N Raghallaigh et al., "The Fatty Acid Profile of the Skin Surface Lipid Layer in Papulopustular Rosacea," British Journal of Dermatology 166, no. 2 (February 2012): 279 87.
153. Grice et al., "Topographical and Temporal Diversity of the Human Skin Microbiome," 1190 92; Maguire et al., "The Role of Microbiota, and Probiotics and Prebiotics in Skin Health," 411 21.
154. Cesare Cremon, Maria Raffaella Barbaro, Marco Ventura and Giovanni Barbara, "Pre- and probiotic overview," Current Opinion in Pharmacology 43 (December 2018): 87 92.

155. Cremon et al., "Pre- and Probiotic Overview," 87-92; Joseph Pizzorno and Michael Murray, Textbook of Natural Medicine, 4th ed. (St. Louis, MI: Churchill Livingstone, 2013) 979 94.
156. Parvez et al., "Probiotics and Their Fermented Food Products Are Beneficial for Health," 1171 85.
157. Roudsari et al., "Health Effects of Probiotics on the Skin," 1219 40.
158. Ibid.
159. Claudio de Simone, "The Unregulated Probiotic Market," Clinical Gastroenterology and Hepatology 17, no. 5 (March (2018): 809 17.
160. Dragana Skokovic-Sunjic, "Clinical Guide to Probiotics in Canada," 2018 ed, accessed January 2019, https://4cau4jsaler1zglkq3wnmje1-wpengine.netdnassl.com/wp-content/uploads/2018/04/Clinical-Guide-Canada-2018.pdf.
161. Mandal S, Hati S. "Microencapsulation of Bacterial Cells by Emulsion Technique for Probiotic Application," Methods Mol Biol.1479 (2017): 273 79.
162. S. Mandal and S. Hati, "Microencapsulation of Bacterial Cells by Emulsion Technique for Probiotic Application," Methods in Molecular Biology 1479 (2017): 273 79.
163. J. Bucka-Kolendo and B Sokołowska, "Lactic Acid Bacteria Stress Response to Preservation Processes in the Beverage and Juice Industry," Acta Biochimica Polonica 64, no. 3 (2017): 459 64.
164. Gilberto Vincius de Melo Pereira et al., "How to Select a Probiotic? A Review and Update of Methods and Criteria," Biotechnology Advances 36, no. 8 (December 2018): 2060 76.
165. Roudsari et al., "Health Effects of Probiotics on the Skin," 1219 40.
166. U.S. Food and Drug Administration, "Policy Regarding Quantitative Labeling of Dietary Supplements Containing Live Microbials: Guidance for Industry," September 2018, accessed January 2019, https://www.fda.gov/downloads/Food/GuidanceRegulation/ GuidanceDocumentsRegulatoryInformation/UCM619529.pdf accessed.
167. International Scientific Association of Probiotics and Prebiotics, "Probiotic Checklist: Making a Smart Selection," 2018, accessed January 2019, https://4cau4jsaler1zglkq3wnmje1-wpengine.netdna-ssl.com/wp-content/

uploads/2018/10/Probiotic-Checklist-Infographic.pdf.
168. GianMarco Giorgetti et al., "Interactions Between Innate Immunity, Microbiota, and Probiotics," Journal of Immunology Research 2015: 501361.
169. Giorgetti et al., "Interactions Between Innate Immunity, Microbiota, and Probiotics," 501361; Stephanie Collins and Gregor Reid, "Distant Site Effects of Ingested Prebiotics," Nutrients 8, no. 9 (September 2016): 1-20.
170. George K. Rout et al., "Benefaction of Probiotics for Human Health: A Review," Journal of Food and Drug Analysis 26. No. 3 (July 2018): 927 39.
171. Collins et al., "Distant Site Effects of Ingested Prebiotics," 1 20; Rout et al., "Benefaction of Probiotics for Human Health," 927 39.
172. Cremon et al., "Pre- and Probiotic Overview," 87-92.
173. Florowska, "A Prebiotics as Functional Food Ingredients Preventing Diet-Related Diseases," 2147 55.
174. Amy M. Brownawell et al., "Prebiotics and the Health Benefits of Fiber: Current Regulatory Status, Future Research and Goals," The Journal of Nutrition 142, no. 5 (March 2012): 962 74.
175. Cremon et al., "Pre- and Probiotic Overview," 87-92.
176. Collins et al., "Distant Site Effects of Ingested Prebiotics," 1 20.
177. Sherry Coleman Collins, "Entering the World of Prebiotics Are They a Precursor to Gut Health? Today's Dietitian 16, no 12 (December 2014): 12, https://www.todaysdietitian.com/newarchives/120914p12.shtml.
178. Bethany Cadman, "What Prebiotic Foods Should People Eat?" Medical News Today, accessed January 2019, https://www.medicalnewstoday.com/ articles/323214.php.
179. Paulina Markowiak, Katarzyna Slizewska. "Effects of Probiotics, Prebiotics, and Synbiotics on Human Health," Nutrients 9, no. 6: (September 2017): 1021.
180. Ibid.
181. Ibid.
182. Ibid.
183. R. Farid, H. Ahanchian, Fr. Jabbari and T. Moghiman, "Effect of a New Synbiotic Mixture on Atopic Dermatitis on Children: A Randomized-Controlled Trial," Iranian Journal of Pediatrics 21, no. 2 (June 2011): 225 30.
184. Roudsari et al., "Health Effects of Probiotics on the Skin," 1219 40.

185. E. G. Lopes et al., "Topical Application of Probiotics in Skin: Adhesion, Antimicrobial and Antibiofilm in Vitro Assays," Journal of Applied Microbiology 122, no. 2 (February 2017): 450 61.

186. Lopes et al., "Topical Application of Probiotics in Skin," 450 61; L. C. Lew and M. T. Liong, "Bioactives from Probiotics for Dermal Health: Functions and Benefits," Journal of Applied Microbiology 114, no. 5 (2013): 1241 53.

187. Bob Kronemyer, "Is It Time to Regulate Probiotics in Cosmetics?" Dermatology Times 39, no. 8 (August 2018): 68 70.

188. Ji Hye Jeong, Chang Y. Lee and Dae Kyun Chung, "Probiotic Lactic Acid Bacteria and Skin Health," Critical Reviews in Food Science and Nutrition 56, no. 14 (2016): 2331 37.

189. H. Tilg and A. R. Moschen, "Food, Immunity and the Microbiome," Gastroenterology 148, no. 6 (May 2015): 1107 19.

190. F. Sofi F et al., "Mediterranean Diet and Health Status: An Updated Meta-Analysis and a Proposal for a Literature-Based Adherence Score," Public Health Nutrition 17, no. 12, (December 2014): 2769 82; C. Malagoli et al., "Diet Quality and Risk of Melanoma in an Italian Population," Journal of Nutrition 145, no. 8 (August 2015): 1800 1807.

191. M. . Mart nez-Gonz lez, M. S. Hershey, I Zazpe and A. Trichopoulou, "Transferability of the Mediterranean Diet to Non-Mediterranean Countries. What Is and What Is Not the Mediterranean Diet," Nutrients 9, no. 11 (November 2017): 1 14.

192. Mart nez-Gonz lez et al., "Transferability of the Mediterranean Diet to Non-Mediterranean Countries," 8 9.

193. Singh et al., "Influence of Diet on the Gut Microbiome and Implications for Human Health," 1 17.

194. L. A. David et al., "Diet Rapidly and Reproducibly Alters the Human Gut Microbiome," Nature 505 (January 2014): 559 63

195. G. D. Wu et al., "Linking Long-Term Dietary Patterns with Gut Microbial Enterotypes," Science 334, no. 6052 (October 2011):105 108.

196. Singh et al., "Influence of Diet on the Gut Microbiome and Implications for Human Health," 16.

197. F. Fava et al., "The Type and Quantity of Dietary Fat and Carbohydrate Alter Faecal Microbiome and Short-Chain Fatty Acid Excretion in a Metabolic Syndrome 'At-Fisk' Population," International Journal of Obesity 37, no. 2 (February 2013): 216 23.

198. Singh et al., "Influence of Diet on the Gut Microbiome and Implications for Human Health," 5.

199. M. B. Hussain, "Role of Honey in Topical and Systemic Bacterial Infections," Journal of Alternative and Complementary Medicine 24, no. 1 (January 2018): 15 24.

200. Singh et al., "Influence of Diet on the Gut Microbiome and Implications for Human Health," 7.

201. A. Pappas, A. Liakou and C. C. Zouboulis, "Nutrition and Skin," Reviews in Endocrine and Metabolic Disorders 17, no. 3 (September 2016): 443 48.

202. M. Darvin, L. Zastrow, W. Sterry and J. Lademann, "Effect of Supplemented and Topically Applied Antioxidant Substances on Human Tissue," Skin Pharmacology and Physiology 19, no. 5 (2006): 238 47; Skylar A. Souyoul, Katharine P. Saussy and Mary P. Lupo, "Nutraceuticals: A Review," Dermatologic Therapy 8, no.1 (February 2018): 5 6.

203. J. P rez-Jim nez, V. Neveu, F. Vos and A. Scalbert. "Identification of the 100 Richest Dietary Sources of Polyphenols: An Application of the Phenolexplorer Database," European Journal of Clinical Nutrition 64, suppl. 3 (November 2010): S112 20.

204. N. Shapira, "Nutritional Approach to Sun Protection: A Suggested Complement to External Strategies," Nutrition Reviews 68, no. 2 (2010): 75 86; A. Ratz-Łyko, J. Arct, S. Majewski and K. Pytkowska, "Influence of Polyphenols on the Physiological Processes in the Skin," Phytotherapy Research 29, no. 4 (April 2015): 509 17.

205. J. Peterson et al., "Major Flavonoids in Dry Tea," Journal of Food Composition and Analysis 18 (2005): 487 501.

206. C. Ankolekar et al., "Inhibitory Potential of Tea Polyphenolics and Influence of Extraction Time Against Helicobacter Pylori and Lack of Inhibition of Beneficial Lactic Acid Bacteria," Journal of Medicinal Food 14, no. 11 (2011): 1321 29; M. Nakayama et al., "Antibacterial Activities of Phenolic Components from Camellia Sinensis L. on Pathogenic Microorganisms," Journal of Food Science and Nutrition 12, no. 3 (2005): 135 40.

207. H. C. Lee, A. M. Jenner, C. S. Low and Y. K. Lee, "Effect of Tea Phenolics and Their Aromatic Fecal Bacterial Metabolites on Intestinal Microbiota," Research in Microbiology 157, no. 9 (2006): 876 84.
208. M. I. Queipo-Ortu o MI et al., "Influence of Red Wine Polyphenols and Ethanol on the Gut Microbiota Ecology and Biochemical Biomarkers, " American Journal of Clinical Nutrition 95, no. 6 (2012): 1323 34.
209. R. Puupponen-Pimi et al., "Antimicrobial Properties of Phenolic Compound from Berries," Journal of Applied Microbiology 90, no. 4 (2001): 494 507.
210. Tilg et al,. "Food, Immunity and the Microbiome," 1107 19.
211. I. Bustos et al., "Effect of Flavan-3-ols on the Adhesion of Potential Probiotic Lactobacilli to Intestinal Cells," Journal of Agricultural and Food Chemistry 60, no. 36 (2012): 9082 88.
212. Singh et al., "Influence of Diet on the Gut Microbiome and Implications for Human Health," 7; Aleksandra Duda-Chodak, Tomasz Tarko, Paweł Satora and Paweł Sroka, "Interaction of Dietary Compounds, Especially Polyphenols, with the Intestinal Microbiota: A Review," European Journal of Nutrition 54, no. 3 (2015): 325 41.
213. Singh et al., "Influence of Diet on the Gut Microbiome and Implications for Human Health," 8 10.; M. R. Prado et al., "Milk Kefir: Composition, Microbial Cultures, Biological Activities and Related Products," Frontiers in Microbiology 6 (2015): 1177.
214. B. Shan, Y. Z. Cai, J. D. Brooks and H. Corke, "The In Vitro Antibacterial Activity of Dietary Spice and Medicinal Herb Extracts," International Journal of Food Microbiology 117, no. 1 (June 2007): 112 19.
215. A. R. Vaughn AR, A. Branum and R. K. Sivamani, "Effects of Turmeric (Curcuma longa) on Skin Health: A Systematic Review of the Clinical Evidence," Phytotherapy Research 30, no. 8 (August 2016): 1243 64.
216. Shan et al., "The In Vitro Antibacterial Activity of Dietary Spice and Medicinal Herb Extracts,"112-19; Vaughn et al., "Effects of Turmeric (Curcuma longa) on Skin Health,"1243 64.
217. Roudsari et al., "Health Effects of Probiotics on the Skin," 1219 40; Dall'Oglio et al., "Effects of Oral Supplementation with FOS and GOS Prebiotics in Women with Adult Acne," 445 49; Jeong et al., "Probiotic Lactic Acid Bacteria and Skin Health," 2331 37.

218. Bjerre et al., "The Role of the Skin Microbiome in Atopic Dermatitis," 1272 78; Roudsari et al., "Health Effects of Probiotics on the Skin," 1219 40; Jeong et al., "Probiotic Lactic Acid Bacteria and Skin Health," 2331 37.

219. Benhadou et al., "Psoriasis and Microbiota," 47; Jeong et al., "Probiotic Lactic Acid Bacteria and Skin Health," 2331 37.

220. Kano et al., "Consecutive Intake of Fermented Milk Containing Bifidobacterium breve Strain Yakult and Galacto-oligosaccharides Benefits Skin Condition in Healthy Adult Women," 33 39; Jeong et al., "Probiotic Lactic Acid Bacteria and Skin Health," 2331 37.

221. Reygagne et a.l, "The Positive Benefit of Lactobacillus Paracasei NCC2461 ST11 in Healthy Volunteers with Moderate to Severe Dandruff," 671 80.

222. Bouilly-Gauthier et al., "Clinical Evidence of Benefits of a Dietary Supplement Containing Probiotic and Carotenoids on Ultraviolet-Induced Skin Damage," 536 43.

223. Lee et al., "Clinical Evidence of Effects of Lactobacillus plantarum HY7714 on Skin Aging," 2160 68; Im et al., "Skin Moisturizing and Antiphotodamage Effects of Tyndallized Lactobacillus acidophilus IDCC 3302," 1016 23; Jeong et al., "Probiotic Lactic Acid Bacteria and Skin Health," 2331 37.

224. Grice et al., "Topographical and Temporal Diversity of the Human Skin Microbiome," 1190 92; Maguire et al., "The Role of Microbiota, and Probiotics and Prebiotics in Skin Health," 411 21; Jeong et al., "Probiotic Lactic Acid Bacteria and Skin Health," 2331 37.

225. Christopher Wallen-Russell and Sam Wallen-Russell, "Meta Analysis of Skin Microbiome: New Link between Skin Microbiota Diversity and Skin Health with Proposal to Use This as a Future Mechanism to Determine Whether Cosmetic Products Damage the Skin," Cosmetics 4, no. 14 (2017): 1 19.

226. G. Reid et al., "Microbiota Restoration: Natural and Supplemented Recovery of Human Microbialcommunities," Nature Reviews Microbiology 9, no. 1 (January 2011): 27 38; Patricia Farris, "Skincare with Probiotics Worth the Hype?" Dermatology Times 37, no. 9 (2016): 1 4.

227. Roudsari et al., "Health Effects of Probiotics on the Skin," 1219 40; Jeong et al., "Probiotic Lactic Acid Bacteria and Skin Health," 2331 37.

228. Lopes et al., "Topical Application of Probiotics in Skin," 450 61.
229. Najeeba Riyaz and Faiz Arakkal, "Spa Therapy in Dermatology," Indian Journal of Dermatology, Venereology and Leprology 77, no. 2 (2011): 128 30; M. Antonelli and Donelli, "Mud Therapy and Skin Microbiome: A Review," International Journal of Biometeorology 62, no. 11 (November 2018):2037 44.
230. Antonelli et al., "Mud Therapy and Skin Microbiome," 2037 44.
231. Antonelli et al., "Mud Therapy and Skin Microbiome," 2037 44; S. L. Svensson et al., "Kisameet Glacial Clay: An Unexpected Source of Bacterial Diversity," mBio 8, no. 3 (May 2017): 1 14; Kathryn Watson, "Dead Sea Mud; Benefits and Uses," Healthline, n.d., accessed March 2019, https://www. healthline.com/health/dead-sea-mud.
232. P. McLoone, A. Oluwadun, M. Warnock and L Fyfe, "Honey: A Therapeutic Agent for Disorders of the Skin," Central Asian Journal of Global Health 5, no. 1 (2016): 241.
233. J. M. Alvarez-Suarez et al., "The Composition and Biological Activity of Honey: A Focus on Manuka Honey," Foods 3, no. 3 (July 2014): 420 32.
234. I. Ahmad, H. Jimenez, N. S. Yaacob and N. Yusuf, "Tualang Honey Protects Keratinocytes from Ultraviolet Radiation-Induced Inflammation and DNA Damage," Photochemistry and Photobiology 88, no. 5 (September-October 2012):1198 1204.
235. A. R. Vaughn and and R. K. Sivamani, "Effects of Fermented Dairy Products on Skin: A Systematic Review," Journal of Alternative and Complementary Medicine 21, no. 7 (2015): 380 85.
236. G. Yeom et al., "Clinical Efficacy of Facial Masks Containing Yoghurt and Opuntia Humifusa Raf. (F-YOP)," Journal of Cosmetics Science 62, no. 5 (2011): 505 14.
237. Maguire et al., "The Role of Microbiota, and Probiotics and Prebiotics in Skin Health," 411 21.
238. M. Notay, N. Foolad, A. R. Vaughn and R. K. Sivamani, "Probiotics, Prebiotics, and Synbiotics for the Treatment and Prevention of Adult Dermatological Diseases," American Journal of Clinical Dermatology 18, no. 6 (December 2017): 721 32; A. Gueniche et al., "Probiotics for Photoprotection," Dermatoendocrinology 5, no. 1 (September 2009): 275 79.
239. Notay et al., "Probiotics, Prebiotics, and Synbiotics for the Treatment and Prevention of Adult Dermatological Diseases," 721 32; Kang et al., "Antimicrobial

Activity of Enterocins from Enterococcus Faecalis SL-5 Against Propionibacterium Acnes, the Causative Agent in Acne Vulgaris, and Its Therapeutic Effect," 101 109.

240. Notay et al., "Probiotics, Prebiotics, and Synbiotics for the Treatment and Prevention of Adult Dermatological Diseases," 721 32; Seite et al., "Skin Sensitivity and Skin Microbiota," 1061 64.

241. Notay et al., "Probiotics, Prebiotics, and Synbiotics for the Treatment and Prevention of Adult Dermatological Diseases," 721 32; Bjerre et al., "The Role of the Skin Microbiome in Atopic Dermatitis," 1272 78; Roudsari et al., "Health Effects of Probiotics on the Skin," 1219-1240.

242. Notay et al., "Probiotics, Prebiotics, and Synbiotics for the Treatment and Prevention of Adult Dermatological Diseases," 721 32; Fahl n et al., "Comparison of Bacterial Microbiota in Skin Biopsies from Normal and Psoriatic Skin," 15 22; Tett et al., "Unexplored Diversity and Strain-Level Structure of the Skin Microbiome Associated with Psoriasis"; Benhadou et al., "Psoriasis and Microbiota," 47.

243. Notay et al., "Probiotics, Prebiotics, and Synbiotics for the Treatment and Prevention of Adult Dermatological Diseases," 721 32; N Raghallaigh et al., "The Fatty Acid Profile of the Skin Surface Lipid Layer in Papulopustular Rosacea," 279 87; Grice et al., "Topographical and Temporal Diversity of the Human Skin Microbiome," 1190 92; Maguire et al., "The Role of Microbiota, and Probiotics and Prebiotics in Skin Health," 411 21.

244. Notay et al., "Probiotics, Prebiotics, and Synbiotics for the Treatment and Prevention of Adult Dermatological Diseases," 721 32; Saxena et al., "Comparison of Healthy and Dandruff Scalp Microbiome Reveals the Role of Commensals in Scalp Health," 346; Reygagne et al., "The Positive Benefit of Lactobacillus Paracasei NCC2461 ST11 in Healthy Volunteers with Moderate to Severe Dandruff," 671 80.

245. Weyrich et al., "The Skin Microbiome," 268 74.

246. M. Coleman et al., "Microbiota and Dose Response: Evolving Paradigm of Health Triangle.," Risk Analysis 38, no. 10 (October 018): 2013 28.

247. H. Zheng et al., "Chlorophyllin Modulates Gut Microbiota and Inhibits Intestinal Inflammation to Ameliorate Hepatic Fibrosis in Mice," Front Physiology 4, no. 9 (December 2018):1 671.

248. C. Callewaert et al., "Bacterial Exchange in Household Washing Machines,"

Frontiers in Microbiology 8, no. 6 (December 2015): 1381; P Prescott et al., "The Skin Microbiome," 1 16.

249. B. Abbasi et al., "The Effect of Magnesium Supplementation on Primary Insomnia in Elderly: A Double-Blind Placebo-Controlled Clinical Trial," Journal of Research in Medical Sciences 17, no. 12 (December 2012): 1161 69.

Good Bacteria for Healthy Skin
건강한 피부를 위한 『장내미생물 키우기』

초판 1쇄 인쇄 ┃ 2020년 9월 10일
초판 1쇄 발행 ┃ 2020년 9월 25일
지은이 ┃ 폴라 심슨
옮긴이 ┃ 오민지
발행인 ┃ 이현숙
발행처 ┃ 범양사
등　록 ┃ 제 2015-000045호
주　소 ┃ 경기도 고양시 일산동구 호수로 662 삼성라끄빌 442호
전　화 ┃ 031-921-7711
팩　스 ┃ 031-921-7712
이메일 ┃ pumyangbooks@naver.com

ISBN 978-89-7167-177-1